Borderline Persönlichkeitsstörung

Das Selbsthilfebuch

Wie Sie die Ursachen der BPS verstehen, erfolgreich behandeln und Schritt für Schritt zu mehr Lebensqualität finden

Thomas Erlberg

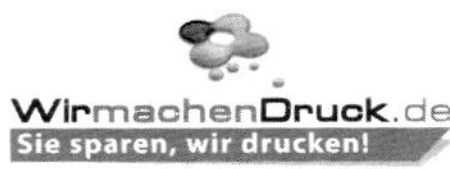

ISBN: 978-3-969304013

Email: info@edition-lunerion.de
www.edition-lunerion.de

Psiana eCom UG
Berumer Str. 44
26844 Jemgum

INHALT

Vorwort

Lieber Leser und liebe Leserin, herzlich willkommen zu diesem Buch zum Thema „Borderline-Persönlichkeitsstörung". Das komplexe Phänomen Borderline ist für Außenstehende oftmals nur sehr schwer nachvollziehbar und gehört der Kategorie der Persönlichkeitsstörungen an. Der Leidensdruck der Borderline-Betroffenen ist enorm und geht häufig mit autoaggressiven Verhaltensweisen einher. Zerrissen zwischen Extremen, klingt die Diagnose Borderline erst einmal erschreckend und überwältigt nicht nur die Betroffenen, sondern auch ihre Angehörigen.

Einfühlsam und nachvollziehbar unterstützt dieses Buch alle Borderline-Erkrankten und ihre Angehörigen beim Leben mit der Störung. Dafür übermittelt Ihnen die Kompaktheit des Buches zahlreiches und fundiertes Wissen über die Welt der Borderline-Persönlichkeitsstörung und nimmt Sie mit auf eine Reise, auf der Sie alle wichtigen Informationen zu der Krankheit erlernen werden.

Die tiefen Einblicke in die Hintergründe der Borderline-Persönlichkeitsstörung ermöglichen Ihnen dabei, die Zusammenhänge der Krankheit zu verstehen. Aufgrund der verständlichen und einfachen Aufarbeitung der einzelnen Unterthemen sind die zahlreichen Informationen als ein strukturiertes und zugängliches Format verpackt, das Ihnen detailliertes Wissen rund um das Phänomen Borderline vermittelt.

Borderline: Eine Affektregulationsstörung

Immer häufiger begegnet man dem Begriff der Borderline-Persönlichkeitsstörung, doch was verbirgt sich eigentlich genau dahinter? Der Versuch, die Borderline-Persönlichkeitsstörung aus der Perspektive der Betroffenen zu erläutern, mündet oft in der Feststellung, dass es gar nicht so leicht ist, die passenden Worte für die Krankheit zu finden und dafür, was es bedeutet, mit ihr zu leben.

Denn was vom Fachpersonal als *Affektregulationsstörung* bezeichnet wird, äußert sich im Leben der BPS-Erkrankten als wilde Achterbahnfahrt der Emotionen – was sich hinter der dysfunktionalen Spannungsregulation verbirgt, wie Therapierende es oftmals benennen, sind verzweifelte Versuche von Betroffenen, psychischen inneren Druck abzubauen.

Der Alltag von Borderline-Persönlichkeiten dreht sich zumeist um das Aushalten und das Ertragen. Das Ertragen chronischer innerer Leere und der permanenten Anspannung, die sich durch das Leben der Betroffenen wie ein roter Faden zieht. Das Ertragen der Einsamkeit, obwohl sie sich so sehr nach Nähe sehnen, die sie gleichzeitig aber auch nicht aushalten können, und ständig geängstigt von dem Gedanken des Verlassenwerdens verfolgt werden. Das Ertragen von heftigen Stimmungsschwankungen, die genauso schnell wieder abklingen, wie sie gekommen sind. Das Ertragen eigener impulsiver Handlungen und Verhaltensweisen sowie das Ertragen der Instabilität, die sich durch so viele Bereiche des Lebens der Betroffenen zieht. Manchmal fühlt es sich an, als würden Borderline-Persönlichkeiten vom Rest der Welt durch eine Wand getrennt sein, die niemand sehen kann, außer sie selbst.

Doch so schwer die Krankheit der Borderline-Persönlichkeitsstörung auch in Worte zu fassen ist und so sehr sich Betroffene manchmal hilflos und hoffnungslos fühlen, bedeutet die Diagnose nicht sofortige Hoffnungslosigkeit. BPS-Erkrankte können ihr Leben verändern, doch dazu brauchen sie einerseits professionelle Unterstützung und andererseits Angehörige, die ihre Krankheit verstehen und ihnen unterstützend zur Seite stehen.

Dank der intensiven Forschungsarbeit, die von Ärzten, Therapierenden und anderem Fachpersonal in den vergangenen Jahren betrieben wurde, gibt es heutzutage fundiertes Wissen über die Borderline-Persönlichkeitsstörung. Dadurch gelingt es, die wesentlichen Charakteristika der Störung sowie die zentralen Probleme, mit denen Betroffene zu kämpfen haben, ausfindig zu machen, zu verstehen und aktiv anzugehen. Die speziellen Konzepte, Therapien und Methoden, die in den letzten Jahren entwickelt wurden, geben den mit Borderline diagnostizierten Menschen Hoffnung. Hoffnung, ihre Emotionen regulieren zu können. Hoffnung, das Gefühl innerer Leere zu bekämpfen und Hoffnung auf ein besseres Leben.

Inzwischen gibt es eine Vielzahl an Ratgebern, Büchern, wissenschaftlichen Dissertationen, Artikeln und Seiten im Internet, die über die Borderline-Persönlichkeitsstörung informieren. Um aber wirklich tiefgreifend hinter die Störung und die mit ihr einhergehenden Symptomen zu blicken und verstehen zu können, wie die Gefühlswelt von Betroffenen aussieht und sich die Krankheit auf ihr alltägliches Leben auswirkt, reicht es nicht aus, kurze Artikel zum Thema zu lesen. Vielmehr muss man vollkommen in die Welt eines Borderliners hineintauchen und sich intensiv mit ihm und seinem Leben auseinandersetzen. Dabei helfen die nachfolgenden Kapitel dieses kompakten Buches, das detailliert und tiefgründig beschreibt, was es bedeutet, an einer Borderline-Persönlichkeitsstörung erkrankt zu sein.

Dabei nimmt Sie das Buch mit auf eine Reise durch die Welt des Borderlines und geht zu Beginn auf die allgemeine Definition von Persönlichkeitsstörungen ein. Im Zuge dessen werden sowohl die grundlegenden Eigenschaften einer Persönlichkeitsstörung erläutert als auch ihre Einordnung in übergeordnete Kategorien vorgenommen, die der Übersicht halber klassifiziert worden sind. Anschließend steigt das Buch durch eine allgemeine Definition in die Krankheit der Borderline-Persönlichkeitsstörung ein und beleuchtet die zentralen Kennzeichen, auf Grundlage derer die Störung diagnostiziert wird. Dabei werden sowohl die Kriterien des *Diagnostic and Statistic Manual of Mental Disorders* (DSM) als auch die Einordnung durch die *Internationale statistische Klassifikation* der Krankheit und verwandter Gesundheitsprobleme (ICD) vorgenommen. Daran anknüpfend, geht das Buch auf die unterschiedlichen Borderline-Typen ein.

Die einzelnen Unterkapitel zur Risikogruppe und zum Verlauf schlagen die Brücke zu den Symptomen der Borderline-Persönlichkeitsstörung, zu denen etwa die verzerrte Wahrnehmung der Realität und der Zwang zum Perfektionismus gehören.

Der Selbsttest, in dem potenzielle Symptome der Borderline-Persönlichkeitsstörung geprüft werden können, bildet den praktisch angehauchten Teil in der Mitte des Buches, bevor die nachfolgenden Kapitel weiter in die Tiefe der typischen Borderline-Identität eintauchen. Dabei beleuchtet das Buch die primären Kennzeichen der Borderline-Persönlichkeitsstörung: die Instabilität, die sich durch vier verschiedene Bereiche des Lebens der Betroffenen zieht.

Darauf werden die verschiedenen Faktoren, aus deren Zusammenwirken die Borderline-Störung mutmaßlich hervorgehen könnte, beleuchtet. Dabei liegt der Fokus sowohl auf den genetischen Komponenten und dem Temperament sowie dem Gehirn als auch auf den belastenden Erfahrungen in der Kindheit und der invalidierenden Umgebung der Betroffenen. Daran anknüpfend werden die Begleiterkrankungen, mit denen die Borderline-Persönlichkeitsstörung oftmals auftritt, erklärt. Hervorzuheben sind hier etwa Depressionen und Essstörungen.

Im Anschluss erläutert dieser Ratgeber die einzelnen psychologischen Behandlungsmöglichkeiten, die sich in den vergangenen Jahren als wirksam und erfolgreich erwiesen haben, wie die Dialektisch-Behaviorale Therapie (DTB) und die Mentalisierungsbasierte Psychotherapie (MBT). Zudem reißt er weitere psychologische Methoden zur Behandlung der Borderline-Persönlichkeitsstörung kurz an.

Nachfolgend nimmt das Buch Abgrenzungen zwischen Selbstverletzungen, dem Suizidversuch und parasuizidalen Handlungen sowie dem Hochrisikoverhalten vor, um darzustellen, wie sich Borderline ausdrücken kann und wo der Reiz von selbstverletzendem Verhalten liegt.

Im nächsten großen Abschnitt thematisiert das Buch die Borderline-Persönlichkeitsstörung im Kontext von Beziehungen und zeigt dabei auf, welche Achterbahnfahrt der Gefühle Betroffene durchleben und vor welche Herausforderungen sie in ihren Beziehungen gestellt werden, bevor die nachfolgenden Kapitel den Umgang mit der Erkrankung beleuchten. Hierbei liegt der Fokus auf der Entwicklung von Alltagsroutinen und einer fördernden Lebensweise, die Betroffene entwickeln können, um ihr psychisches Wohlbefinden zu steigern und um zu lernen, wie sie ihre Gefühle richtig einordnen können.

Daran anknüpfend folgt ein zweiter praktischer Teil des Buches, in dem sieben Techniken aufgezeigt werden, die Betroffenen helfen können, um aus dissoziativen Zuständen auszutreten.

Dabei haben sich insbesondere Achtsamkeits- und Wahrnehmungsübungen als wirksam erwiesen, die darauf abzielen, Bewusstsein zu schaffen, innere Ruhe herzustellen, die eigenen Gefühle besser einordnen zu können und zu einem besseren Körpergefühl zu verhelfen. Zudem hilft der Selbsthilfebogen den Betroffenen, die Möglichkeiten zur Selbsthilfe in psychischen Krisen zu erkennen und anzuwenden.

Das Bonus-Kapitel in diesem Buch richtet sich dann abschließend an die Angehörigen und Freunde von BPS-Erkrankten. Dabei werden Fallen im Umgang mit Betroffenen, die eigene Beziehung zu einem Borderliner und die Alarmsignale der Störung beleuchtet, bevor Tipps zum Erkennen von Notfällen und zur gesunden Abgrenzung folgen. Dieser Ratgeber schließt letztendlich mit einem Exkurs zur Co-Abhängigkeit ab, in die oftmals auch Angehörige von Borderline-Persönlichkeiten geraten.

Die Borderline-Persönlichkeitsstörung

PERSÖNLICHKEITSSTÖRUNGEN

Persönlichkeitsstörungen (PS) gehören zu der Klasse der psychischen Störungen und zählen zu den am häufigsten diagnostizierten Erkrankungen in der Psychiatrie. Grundsätzlich sind Persönlichkeitsstörungen fortwährende, omnipräsente Reaktions-, Wahrnehmungs-, Denk- sowie Beziehungsmuster, die bei den Betroffenen eine Beeinträchtigung ihrer körperlichen und psychischen Funktionen oder einen enormen Leidensdruck hervorrufen können. Somit kennzeichnen Persönlichkeitsstörungen länger anhaltende Muster des Verhaltens sowie Erlebens, die sich eindeutig in ihren Manifestationen differenzieren und durch eine Vielzahl unterschiedlicher Ursachen herausbilden können. Hierzu zählen etwa genetische Faktoren oder Konditionen, unter welchen sich Betroffene in ihrer Kindheit oder in späteren Abschnitten ihres Lebens entwickelten.

Es ist schwierig, die genaue Häufigkeit von Persönlichkeitsstörungen festzustellen. Grundsätzlich wird jedoch angenommen, dass etwa 10 % der Bevölkerung unter einer Persönlichkeitsstörung leiden. Dabei gibt es keine eindeutigen Unterschiede in Geschlecht, Herkunft oder der sozioökonomischen Klasse. Dennoch lässt sich feststellen, dass Männer sechsmal häufiger an antisozialen Persönlichkeitsstörungen erkranken als Frauen. Auf der anderen Seite sind Frauen im klinischen Setting jedoch dreimal anfälliger für eine Borderline-Persönlichkeitsstörung als Männer. Zudem ist auffällig, dass eine Persönlichkeitsstörung oftmals nicht die einzige psychische Erkrankung ist, sondern häufig auch in Kombination mit weiteren psychischen Erkrankungen auftritt. Hierzu zählen vermehrt Schizophrenie, Depressionen, Essstörungen, Suchterkrankungen sowie Angststörungen.

Charakteristische Eigenschaften einer Persönlichkeitsstörung:

- instabiles und undeutliches Selbstbild
- inkonsistente Werte und Ziele
- Unfähigkeit, feste und emotionale Beziehungen einzugehen
- Funktionsprobleme innerhalb zwischenmenschlicher Beziehungen
- wirken verwirrend, frustrierend, inkonsistent

Liegt eine Persönlichkeitsstörung vor, sind bestimmte Charakteristika des Verhaltens sowie der Persönlichkeitsstruktur in ganz besonderer Art und Weise ausgebildet, inflexibel oder nur spärlich assimiliert bzw. angepasst. Einige Persönlichkeitsstörungen schwächen mit zunehmendem Alter möglicherweise ab, doch gewisse Merkmale der Störung können selbst dann noch bis zu einem bestimmten Grad andauern, wenn sich akute Symptome etwas gelindert haben. Gleichzeitig bedeutet dies jedoch auch, dass die Diagnose einer Persönlichkeitsstörung kein endgültiges Urteil ist.

Betroffene leiden meist an einer eindeutigen Beeinträchtigung ihrer persönlichen Leistungsfähigkeit, die sich sowohl auf ihr privates als auch auf ihr soziales sowie berufliches Leben auswirkt. Dabei existiert keine spezifische Ursache, durch die sich eine Persönlichkeitsstörung entwickelt. Vielmehr sind Störungen der Persönlichkeiten ein komplexes Mosaik, das sich aus vielen unterschiedlichen Risikofaktoren sowie Einwirkungen zusammensetzt.

Damit Psychotherapierende und Psychiater die Diagnose der Persönlichkeitsstörung stellen können, führen sie daher mit Betroffenen zunächst ein ausführliches Gespräch, wodurch sie so viel wie möglich über die Lebensgeschichte sowie die aktuelle Lebensphase der Patienten erfahren möchten. Anschließend nutzen sie standardisierte oder strukturierte Fragebögen, Interviews und andere Tests, um ihre Patienten noch besser kennenzulernen. Grundsätzlich stellen Psychotherapierende und Psychiater die Diagnose der Persönlichkeitsstörung jedoch nicht, bevor der untersuchte Patient seinen 15. Geburtstag erreicht hat. Denn unsere Persönlichkeit bildet sich vor allem im kindlichen sowie jugendlichen Alter stark aus. Aus diesem Grund finden sich bei Kindern und Jugendlichen auch nur selten Vorstufen von Persönlichkeitsstörungen.

Das bedeutet gleichzeitig, dass sich traumatische Ereignisse sowie größere Kontroversen vor allem im Kinder- und Jugendalter besonders negativ auf unsere persönliche Entwicklung auswirken. Hierzu zählen etwa Vernachlässigung,

Gewalt, Verlust- sowie Trennungserlebnisse oder Misshandlungen körperlicher, seelischer oder sexueller Art. Je nachdem, welche Störung genau vorliegt, kann die Entstehung einer Persönlichkeitsstörung jedoch auch durch viele andere Faktoren verursacht werden.

Persönlichkeitsstörungen werden anhand von charakteristischen Eigenschaften untergliedert, wobei oftmals Überschneidungen auftreten. Das *Diagnostische und Statistische Manual Psychischer Störungen* (DSM) definiert Persönlichkeitsstörungen als „überdauerndes Muster von innerem Erleben und Verhalten", das von dem der Situation angemessenen Erleben sowie dem Verhalten, das von den Erwartungen der soziokulturellen Umgebung gestellt wird, charakteristisch abweicht. Zudem ist es unflexibel, gleichzeitig aber auch stabil und lässt sich zumeist bis in die Adoleszenz bzw. bis in die Anfänge des Erwachsenenalters der Betroffenen zurückverfolgen. Weiterhin weicht das Muster deutlich von den Erwartungen des soziokulturellen Umfelds ab, führt zu Beeinträchtigungen oder verursacht Leid und beginnt entweder in der Adoleszenz oder aber erst in den ersten Jahren des Erwachsenenalters.

Darüber hinaus werden die unterschiedlichen Persönlichkeitsstörungen der Übersicht halber in drei übergeordnete Kategorien unterteilt. Die Mehrheit der Betroffenen, die dabei die Kriterien für eine Kategorie erfüllen, weisen häufig auch Kriterien für eine weitere Kategorie auf. In der ersten Gruppe, der **Gruppe A**, finden sich die Persönlichkeitsstörungen wieder, bei welchen Betroffene oftmals ein sonderbares und exzentrisches Verhalten aufweisen. Hierzu zählen:

- die paranoide Persönlichkeitsstörung, bei der Betroffene Misstrauen aufbauen
- die schizoide Persönlichkeitsstörung, bei der Betroffene großes Desinteresse an anderen haben
- die schizotype Persönlichkeitsstörung, bei der Betroffene unter exzentrischen Einfällen sowie Verhalten leiden

In der zweiten Gruppe, der **Gruppe B**, werden all die Persönlichkeitsstörungen gebündelt, bei welchen Erkrankte launische, unerwartete, emotionale sowie aufbrausende Eigenschaften aufweisen. Hierzu gehören:

- die histrionische Persönlichkeitsstörung, bei der Betroffene theatralisch nach Aufmerksamkeit suchen
- die dissoziale oder antisoziale Persönlichkeitsstörung, bei der Betroffene sozial verantwortungslos sind und andere missachten und diese für ihren persönlichen Gewinn manipulieren
- die narzisstische Persönlichkeitsstörung, bei der Betroffene ein instabiles sowie labiles Selbstwertgefühl und eine offene Ansehnlichkeit besitzen
- die Borderline-Persönlichkeitsstörung, bei der Betroffene instabil und überempfindlich handeln

In der dritten Gruppe, der **Gruppe C**, werden jene Persönlichkeitsstörungen zusammengefasst, bei welchen Betroffene ein furchtsames und ängstliches Auftreten haben. Hierzu zählen:

- die dependente, abhängige oder asthenische Persönlichkeitsstörung, bei der Betroffene unterwürfig sind und die Anforderung verspüren, umsorgt zu werden
- die vermeidende selbstunsichere oder vermeidende ängstliche Persönlichkeitsstörung, bei der Betroffene den zwischenmenschlichen Kontakt aufgrund von Empfindsamkeit oder der Angst vor Ablehnung vermeiden
- die zwanghafte oder anankastische Persönlichkeitsstörung, bei der Betroffene zu Starrheit sowie zum Perfektionismus neigen

Menschen, die unter einer Persönlichkeitsstörung leiden, galten lange Zeit als nicht therapierbar. Da sie ihre Probleme oftmals nicht einsehen, wurde ihnen unterstellt, sie seien unmotiviert, uneinsichtig und widerständig und würden die Therapie oftmals vorzeitig abbrechen. In Wahrheit setzt der Umgang mit persönlichkeitsgestörten Personen jedoch einen anderen Kontakt voraus. So ist es beispielsweise unerlässlich, dass Therapierende einen verstehenden Zugang zu ihren Patienten finden und sich auf ihre Sichtweise einlassen. Sobald es ihnen gelingt, den Betroffenen auf Augenhöhe zu begegnen, können diese von der therapeutischen Beratung sowie Behandlung unheimlich profitieren.

Für die Behandlung und Therapie von Persönlichkeitsstörungen wird dabei auf den Goldstandard der Psychotherapie gesetzt. Dabei sind sowohl Einzeltherapien als auch Behandlungen innerhalb der Gruppe sehr wirksam, insofern die Betroffenen wirklich bereit für eine Veränderung sind. Auf der anderen Seite sind Persönlichkeitsstörungen grundsätzlich für Medikamente weniger empfänglich, wobei der Einsatz einiger Medikamente für spezifische Symptome durchaus effizient sein kann.

Übersicht Persönlichkeitsstörung

- fortwährende, omnipräsente Raster der Wahrnehmung, Reaktion und der Beziehung
- überdauerndes Muster von innerem Erleben und Verhalten, das einschneidend tief und im Laufe der Zeit stabil ist
- Betroffene leiden unter einer Beeinträchtigung der Funktionen und Leistungsfähigkeit
- komplexes Mosaik, das sich in ihren Manifestationen unterscheidet und viele verschiedene Ursachen hat
- viele Persönlichkeitsstörungen nehmen mit zunehmendem Alter ab und beginnen entweder in der Adoleszenz oder in den ersten Jahren des Erwachsenenalters
- Diagnose wird grundsätzlich erst ab dem 16. Lebensjahr gestellt
- Persönlichkeitsstörung ist oftmals nicht die einzige psychische Erkrankung
- eine Behandlung ist nur dann wirkungsvoll, wenn Betroffene Einsicht zeigen, motiviert sind und ihre Problematiken in ihnen selbst begründet sehen
- Psychotherapie als Goldstandard, Medikamente helfen nur in bestimmten Fällen

DEFINITION

Die **Borderline-Persönlichkeitsstörung**, kurz **BPS**, definiert sich durch...
...einschneidende instabile sowie überempfindliche Muster innerhalb von Beziehungen,
...extreme Befindlichkeitsschwankungen,
...impulsive Handlungen sowie
ein unbeständiges und unsicheres Selbstbild.

Die Weltgesundheitsorganisation (WHO) differenziert dabei zwei verschiedene Borderline-Typen:

- den impulsiven Borderline-Typen, der sowohl durch seine Impulsivität als auch durch seine Unberechenbarkeit geprägt ist

- den Borderline-Typen, der durch sein gestörtes Eigenbild sowie sein Verhalten innerhalb von Beziehungen auffällt

Charakteristisch für Menschen, die an Borderline erkrankt sind, ist, dass sie das Alleinsein nicht ertragen und verzweifelt sowie übertrieben versuchen, das Ende zwischenmenschlicher Beziehungen zu vermeiden. Darüber hinaus neigen sie dazu, sich auf instabile und zugleich sehr intensive Beziehungen einzulassen, aus denen häufig emotionale Krisen hervorgehen. Außerdem haben sie einen Hang dazu, Krisen im Allgemeinen zu erzeugen, indem sie zum Beispiel selbstschädigende und suizidale Handlungen vollziehen, die anderen Menschen die Möglichkeit geben, sie zu retten bzw. sie zu pflegen. Dabei sollen Suizidversuche jedoch nicht unbedingt als solche verstanden werden, da die Formen der Selbstverletzungen vielmehr als Minderung von Spannungszuständen sowie zur Selbstregulation dienen.

Neben Selbstverletzungen entwickeln Betroffene außerdem oftmals weitere Strategien, um ihre charakteristischen Zustände zu *verändern* – zu diesen gehören etwa eine verzerrte Wahrnehmung, die zumeist unbegründete Angst vor dem Verlassenwerden oder starke Stimmungsschwankungen. Ihr innerer Wunsch nach Geborgenheit und Ruhe verleitet sie dann oftmals zu riskanten und radikalen Handlungen und führt in spannungsgeladenen Situationen ganz automatisch zum Abrufen bestimmter Verhaltensmuster, um eben ihre Spannungen abzubauen. Dafür setzen sie unter anderem den Konsum von Drogen sowie weitere risikoreiche Verhaltensweisen ein, wie das Autobahnrasen oder das Balancieren auf Brückengeländern.

Die Borderline-Persönlichkeitsstörung zeichnet sich zudem durch das Nebeneinander vom Verlangen nach Zuwendung sowie der Furcht vor sozialer Nähe, die grundsätzlich stark ausgeprägt ist, aus. Durch die permanente Unsicherheit innerhalb zwischenmenschlicher Beziehungen beginnt ein fortdauernder Teufelskreis, aus dem Betroffene ohne fremde Hilfe nur selten ausbrechen können. Aus diesem Grund scheitern Arbeitsverhältnisse und Partnerschaften auch häufig, denn Kollegen bzw. Partner von Menschen mit Borderline-Persönlichkeitsstörung können nur in sehr wenigen Fällen mit ihren Stimmungs-, Selbstwert- sowie Gefühlsschwankungen umgehen. Weiterhin sind intensive Gefühle der anhaltenden Leere, der Scham, der Schuld, der Selbstverachtung und der Ohnmacht sowie die Furcht vor dem Verlassenwerden sowie der Ablehnung und Zurückweisung charakteristisch.

Dabei ist insbesondere die Angst vor dem Verlassenwerden eine ganz wesentliche Komponente der Erkrankung, die sogar eine existentielle Dimension annehmen kann. Zudem zeichnet sich die Borderline-Persönlichkeitsstörung durch temporäre paranoide Vorstellungen, heftige dissoziative Symptome, starke Wutausbrüche sowie Schwierigkeiten in der Kontrolle von Ärger und Wut aus.

(BPS) Borderline-
Persönlichkeitsstörung
Verzerrtes Selbstbild
Stimmungs-schwankungen
Instabile Beziehungen
Verlustängste
Impulsiv
Selbstverletzung
Riskantes Verhalten
Gefühl von Leere
Selbstmorddrohungen
Misstrauisch
Unangebrachte Wut
Psychotherapeut
Selbstkontrolle

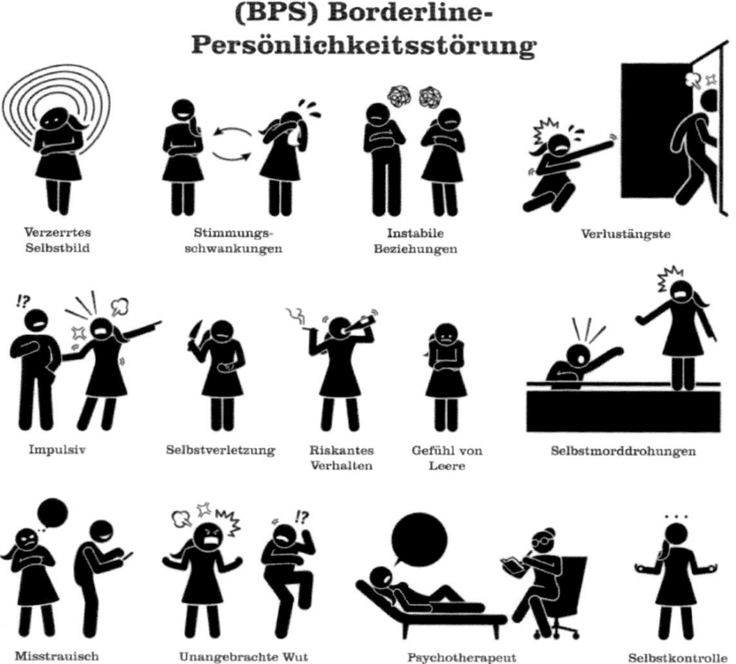

Ganz typisch für die Borderline-Persönlichkeitsstörung ist weiterhin das Auftreten von BPS in Kombination mit multiplen Komorbiditäten. Diese können nicht nur auf die Diagnosefindung, sondern auch auf die Therapie sowie den Verlauf der Krankheit starken Einfluss nehmen. So leiden BPS-Betroffene häufig unter Angststörungen, Depressionen, Essstörungen, posttraumatischen Belastungsstörungen oder etwa substanzbezogenen Störungen.

> Unter dem Terminus der **Komorbidität** definiert die Medizin das Hinzukommen von einer oder sogar mehreren Erkrankungen bzw. Störungen zu einer bereits bestehenden Grunderkrankung.

In offiziellen Klassifikationssystemen für psychiatrische Erkrankungen und Krankheiten wurde das Konzept der Borderline-Persönlichkeitsstörung sehr lange ignoriert. So wurde Borderline im *Diagnostic and Statistic Manual of Mental Disorders* (DSM) erst im Jahre 1980 in der dritten Auflage aufgenommen und der Rubrik der Persönlichkeitsstörungen zugeordnet. Grundlage hierbei waren acht Punkte im Kriterienkatalog der vierten Auflage (DSM IV), zu welchen anschließend noch ein weiteres, ein neuntes (siehe Auflistung der Kriterien), Kennzeichen hinzukam. Die metaphorische Beschreibung der Symptome im DSM IV gilt heutzutage als allgemein anerkannt.

> **DSM = Diagnostic and Statistic Manual of Mental Disorders**
> *Diagnostisches und Statistisches Manual Psychischer Störungen*
> Das DSM nimmt eine zentrale Schlüsselfunktion sowohl bei der Diagnostik als auch bei der Definition von psychischen Krankheiten ein. So ermöglicht das Diagnosesystem dem Fachpersonal, auf Grundlage einer einheitlichen Sprache verschiedene psychische Krankheitsformen gemeinsam zu beschreiben.

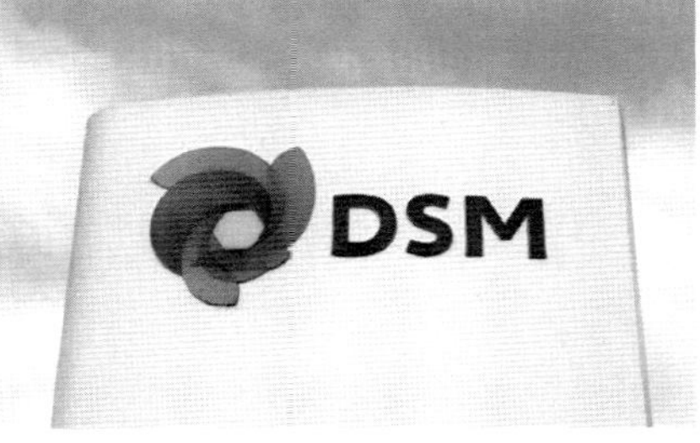

Das DSM IV diagnostiziert BPS anhand von zwei verschiedenen Stufen. Dabei wird überprüft, ob die allgemeinen Kriterien einer Persönlichkeitsstörung zutreffen. Erst bei einer positiven Überschneidung wird dann geschaut, welcher Typ der Persönlichkeitsstörung vorliegt. Damit eine Borderline-Persönlichkeitsstörung diagnostiziert werden kann, müssen fünf der neun festgelegten Kriterien zutreffen:

1. **Verzweifeltes Streben nach der Vermeidung von wahrem oder befürchtetem Verlassenwerden** (ohne Berücksichtigung selbstverletzender oder suizidaler Handlungen)

2. **Erkennbare Muster fragiler, aber zeitgleich intensiver zwischenmenschlicher Partnerschaften**, Muster ist gekennzeichnet durch ein Wechselspiel aus Degradierung und exzessiver Idealisierung

3. **Vorliegen einer Identitätsstörung**, bei der das Selbstbild bzw. die eigene Wahrnehmung von ausgesprochener, fortlaufender Instabilität gekennzeichnet ist

4. In mindestens zwei potenziell selbstzerstörerischen Aspekten ist **Impulsivität** erkennbar (z. B. Sexualität; Missbrauch von Substanzen; Fressattacken; Autofahren, ohne Rücksicht zu nehmen; massive Geldausgabe – ohne Berücksichtigung selbstverletzender oder suizidaler Handlungen)

5. **Wiederkehrende suizidale Handlungen**, Andeutungen von Suizid bzw. Suiziddrohungen, selbstzerstörerisches Verhalten

6. Charakteristische Reaktivität der Stimmung führt zu **affektiver Instabilität** (z. B. Angst, Reizbarkeit, extreme episodische Misslaunigkeit -> Verstimmungen dauern jedoch normalerweise nur einige Stunden und äußerst selten einige Tage an)

7. Anhaltende, chronische **Gefühle von Leere**

8. **Unangebrachte, starke Wutanfälle** oder auch Schwierigkeiten der Wutkontrolle (z. B. heftige Wutausbrüche, wiederkehrende Auseinandersetzungen auf körperlicher Ebene)

9. Zeitweise **schwere dissoziative Symptome** oder paranoide Vorstellungen, die durch Belastungen ausgelöst wurden

ICD-10-KLASSIFIZIERUNG

Der Terminus Borderline wurde neben dem Diagnostischen und statistischen Leitfaden psychischer Störungen (DSM) ferner auch in die Internationale statistische Klassifikation der Krankheiten und verwandter Gesundheitsprobleme (ICD) aufgenommen.

ICD = Internationale statistische Klassifikation der Krankheiten und verwandter Gesundheitsprobleme

Die ICD wird von der Weltgesundheitsorganisation (WHO) publiziert und ist das bedeutendste Klassifikationssystem medizinischer Diagnosen, das auf der ganzen Welt anerkannt ist. Die aktuelle Ausgabe, die internationale Gültigkeit besitzt, ist die ICD-10-WHO-Version, die im Jahre 2019 herausgegeben wurde.

Parallel zum DSM V – dem psychiatrischen Klassifikationssystem, das aus den USA stammt – wird das fünfte Kapitel der ICD-10 zur Diagnose psychischer Störungen herangezogen. Beide Klassifikationssysteme sind grundsätzlich kompatibel, sodass es möglich ist, die Diagnosen zwischen den beiden Systemen umzucodieren.

Im ICD-10-Katalog sind Codes enthalten, die Symptome, ungewöhnliche Befunde, Beschwerden, externe Ätiologie (Ursachen), soziale Gegebenheiten sowie Krankheiten beschreiben. In Deutschland fungiert die 10. Revision, die German Modification (ICD-10-GM) als amtliche Klassifikation, um die einzelnen Diagnosen sowohl in der stationären als auch in der ambulanten Versorgung einzustufen. Die ICD-10-GM in der Version 2022 ist seit dem 1. Januar 2022 anzuwenden.

ICF = International Classification of Functioning, Disability and Health

Internationale statistische Klassifikation der Krankheiten und verwandter Gesundheitsprobleme

Das weltweit anerkannte Klassifikationssystem – ICF – ist das wichtigste System zur Anerkennung medizinischer Diagnosen und wird von der WHO herausgegeben.

Obwohl der aktuelle Krankheitsstatus der Patienten oftmals sowohl für die Einschätzung der Schwere der Beeinträchtigung als auch für die Behandlung von großer Bedeutung ist, wird dieser im ICD-10 nicht berücksichtigt. Aufgrund dieser Einschränkung der ICD-10, also der alleinigen Definition der Erkrankungen über die individuelle Diagnose sowie Symptomatik, wurde das sogenannte International Classification of Functioning, Disability and Health (ICF) als ergänzende Erweiterung der ICD entwickelt.

Die Borderline-Persönlichkeitsstörung ist im ICD-10-Klassifikationssystem unter dem Punkt **F60.- Spezifische Persönlichkeitsstörungen** gelistet und gehört als einziger Subtyp zu **Punkt F60.31 Emotional instabile Persönlichkeitsstörung**. Die ICD-10 definiert die Borderline-Störung wie folgt:

> „Die spezifischen Persönlichkeitsstörungen umfassen tief verwurzelte, anhaltende Verhaltensmuster, die sich in starren Reaktionen auf unterschiedliche persönliche und soziale Lebenslagen zeigen. Dabei findet man gegenüber der Mehrheit der Bevölkerung deutliche Abweichungen in Wahrnehmung, Denken, Fühlen und in Beziehungen zu anderen. Solche Verhaltensmuster sind meistens stabil und beziehen sich auf vielfältige Bereiche von Verhalten und psychischen Funktionen. Häufig gehen sie mit persönlichem Leiden und gestörter Funktionsfähigkeit einher."

Die wesentlichen Charakterzüge des Borderline-Typus sind seine emotionale Instabilität, die darüber hinaus häufig in Kombination mit einem unklaren und gestörten Selbstbild, Zielen sowie internen Präferenzen auftritt.

AUSPRÄGUNG

Wie im Kapitel „Definition" bereits angeschnitten, unterscheidet die Weltgesundheitsorganisation (WHO) zwei verschiedene Borderline-Typen: den **impulsiven** Borderline-Typen, der sowohl durch seine Impulsivität als auch durch seine Unberechenbarkeit geprägt ist, sowie den Borderline-Typen, der durch sein gestörtes Eigenbild sowie sein Verhalten **innerhalb von Beziehungen** auffällt.

Weder das DSM noch die ICD unterscheidet zwischen verschiedenen BPS-Arten und es existiert kein wissenschaftlicher Konsens darüber, auf welche Art und Weise Untergruppen beschrieben werden sollten. Auf der anderen Seite erfordert die teilweise sehr unterschiedliche Ausprägung der Borderline-Persönlichkeitsstörung ein Klassifizierungssystem, das feiner gegliedert ist, damit nicht nur adäquate Modelle zur Erklärung, sondern auch differenziertere Methoden zur Behandlung erarbeitet werden können.

Aus diesem Grund untergliederte der Psychologe *Theodore Millon* in seinem Modell noch zwei weitere Borderline-Typen, sodass sich *Millon* zufolge diese vier Subtypen der Borderline-Persönlichkeitsstörung ausmachen lassen:

- Die **impulsive** Borderline-Persönlichkeitsstörung
- Die **entmutigte** Borderline-Persönlichkeitsstörung
- Die **gereizte** Borderline-Persönlichkeitsstörung
- Die **selbstzerstörerische** Borderline-Persönlichkeitsstörung

Die vier verschiedenen Arten bzw. Typen der Borderline-Persönlichkeitsstörung besitzen individuelle Besonderheiten und Symptome. Das Wissen über die Subtypen hilft vor allem Betroffenen, ihre psychische Störung leichter zu verstehen und mit dieser besser leben zu können. So wie sich Aspekte und Symptome der jeweiligen Subtypen voneinander unterscheiden, ist auch das individuelle Empfinden herauszustellen – es gibt keine zwei Menschen, die die Borderline-Persönlichkeitsstörung auf dieselbe Art und Weise erleben.

Die impulsive Borderline-Persönlichkeit

Die Persönlichkeit der Menschen, die mit der impulsiven Borderline-Persönlichkeitsstörung diagnostiziert wurden, kann sowohl charismatisch, motivierend und eifrig als auch oberflächlich, zögernd und schmeichelnd sein. Wie der Name bereits andeutet, sind sie impulsive Menschen, die dazu neigen, immer auf der Suche nach dem nächsten Nervenkitzel zu sein, weil sie sich schnell langweilen. Sobald sie sich missverstanden, allein gelassen oder hintergangen fühlen, machen sich Wut und Frustration breit.

Sie streben nach Aufregung und suchen die Aufmerksamkeit anderer, weshalb sie handeln, bevor sie denken. Aus diesem Grund finden sich Menschen mit der impulsiven Borderline-Persönlichkeitsstörung auch häufig in Schwierigkeiten wieder. Auf der anderen Seite zeigen sie jedoch auch antisoziale Tendenzen und üben immer wieder den Versuch aus, ihre zwischenmenschlichen Beziehungen, bei welchen das Wohlbefinden anderer an zweiter Stelle steht, zu kontrollieren.

Durch ihre mangelnde Selbstkontrolle und ohne Berücksichtigung potenzieller Konsequenzen geben sich Menschen mit der impulsiven Borderline-Persönlichkeitsstörung bedingungsweisen Neigungen zu selbstverletzendem Verhalten, dem Missbrauch von Drogen, übermäßigem Alkoholkonsum, Bingeing-Verhaltensweisen, aggressiven Handlungen, Glücksspielen sowie ungeschütztem Geschlechtsverkehr hin. Impulsive Borderline-Typen sind auf der Suche nach der Bestätigung anderer Menschen. Währenddessen versuchen sie, nicht enttäuscht oder verlassen zu werden.

Die entmutigte Borderline-Persönlichkeit

Die entmutigte Borderline-Persönlichkeitsstörung zeichnet sich durch abhängiges bzw. anhängliches oder unbemitteltes Verhalten aus, weil sie Angst vor dem Verlassenwerden hat und ihr emotionales Wohlergehen von der Zustimmung anderer abhängt. Aus diesem Grund greifen Menschen mit der entmutigten Borderline-Persönlichkeitsstörung zu extremen Maßnahmen und haben dabei zum Ziel, das scheinbare oder aber wirkliche Verlassenwerden zu verhindern. Auch wenn sie auf andere distanziert, kraftlos und entfremdet wirken, sind sie stets bemüht, sich in eine Gruppe zu integrieren. Einerseits sind sie auf der Suche nach Anerkennung, isolieren sich andererseits jedoch auch selbst. Da sie sich als unwürdig ansehen, tendieren sie nicht dazu, anderen Menschen auf deren Fehler hinzuweisen, sondern geben sich stattdessen selbst die Schuld. Da Menschen mit der entmutigten Borderline-Persönlichkeitsstörung von einem mangelnden Selbstwertgefühl geplagt werden und sich oftmals unterlegen und unzulänglich fühlen, sind sie für Depressionen anfällig. Sie mögen zwar von der Akzeptanz anderer abhängig sein, tief im Inneren verspüren sie jedoch nicht die Lust, mit ihren Mitmenschen eine starke und verlässliche Bindung einzugehen. Deshalb empfinden sie über die Menschen in ihrem Umfeld auch viel Enttäuschung sowie Wut und sind oftmals desillusioniert. Das führt dazu, dass sie sich innerlich leer und einsam fühlen. Sobald Themen des Verlassenwerdens angesprochen werden, durchleben sie starke emotionale Stimmungsschwankungen.

Oftmals wird die entmutigte Borderline-Persönlichkeitsstörung auch als leise Borderline-Persönlichkeitsstörung benannt, da Betroffene ihre eigenen Gefühle viel häufiger und schneller von der Außenwelt isolieren als andere BPS-Typen. Außerdem ist die Wahrscheinlichkeit des selbstmörderischen oder selbstverletzenden Handelns bei der entmutigten Borderline-Persönlichkeitsstörung hoch. Auf der anderen Seite können sie jedoch auch perfektionistisch und damit super leistungsfähig und in der Folge auch erfolgreich sein.

Die gereizte Borderline-Persönlichkeit

Menschen, die mit der gereizten Borderline-Persönlichkeitsstörung diagnostiziert wurden, sind extrem unberechenbare Personen, deren Wut sowie Traurigkeit ins Extreme ausschlagen können. Zudem ist ihre Persönlichkeit durch Pessimismus, Frustration, Ungeduld, Reizbarkeit, Trotz, Sturheit sowie Nachtragendsein charakterisiert. Der gereizte Borderliner wird von einem inneren Wechselspiel angetrieben. Dabei geht es um die Zurückweisung zwischenmenschlicher Nähe, weil er extreme Angst hat, enttäuscht zu werden, und den inneren Wunsch hat, mit anderen Menschen in Verbindung zu treten. Ähnlich verhält es sich mit seinen Emotionen der Bedeutungslosigkeit sowie seiner in enormen Ausbrüchen endenden Wut, zwischen denen er ständig hin- und hergerissen ist.

Fehler und Irrtümer können Menschen mit der gereizten Borderline-Persönlichkeit nur schwer zugeben. Gegenüber Menschen, die den gereizten Borderlinern missfallen, verhalten sie sich sowohl passiv-aggressiv als auch defensiv. Auf der anderen Seite können sie in Beziehungen jedoch auch liebevolle Partner sein, obwohl die Herausforderung, ihren Ansprüchen gerecht zu werden, großes Konfliktpotenzial mit sich bringt. Sie verspüren tiefe Angst davor, nicht geliebt zu werden, was in der Folge wiederum zu Beziehungsproblemen sowie großer Unzufriedenheit führt. Sie bekommen das Gefühl, die Kontrolle übernehmen zu wollen, was sich in Wutausbrüchen oder aber auch in selbstverletzendem Verhalten äußern kann, durch welches sie sich Aufmerksamkeit erhoffen. Daraufhin folgen in der Regel unterschiedliche Formen der Manipulation, Missbrauch von Drogen sowie weitere vernichtende Verhaltensweisen.

Die selbstzerstörerische Borderline-Persönlichkeit

Die selbstzerstörerische Borderline-Persönlichkeit zeichnet sich durch Unmut, Selbsthass sowie Selbstkritik aus, mit denen Betroffene intensiv zu kämpfen haben. Damit sie ein stabiles Selbstwertgefühl entwickeln können, benötigen sie die Bestätigung anderer Menschen. Aufgrund ihres Selbsthasses und Apathie können sie selbstzerstörerische sowie selbstverletzende Handlungen ausüben, denen sie sich nicht immer bewusst sind. Daneben tendieren sie außerdem zur Selbstsabotage. Durch ihr fehlendes Selbstwertgefühl haben sie ständig mit der Angst des Verlassenwerdens zu kämpfen. Diese Angst ist beim selbstzerstörerischen Borderliner von allen Typen am deutlichsten ausgeprägt. Außerdem neigen sie dazu, Schlaflosigkeit aufgrund von schlechter Schlafqualität zu entwickeln, tiefe euphorische Emotionen zu fühlen oder einen unerwarteten Energieanstieg zu erfahren. In einigen Fällen können euphorische Gefühle auch Anzeichen für eine bipolare Störung sowie eine manische Phase sein.

RISIKOGRUPPE

Die Prävalenz der Borderline-Persönlichkeitsstörung wird – nach Bohus und Schmahl (2007) oder Swartz et al. (1990) – in der aktuellen Literatur mit etwa 2–3 % in der Allgemeinbevölkerung verzeichnet. Jedes Jahr erkranken etwa 1-2 % der Menschen neu an der Borderline-Diagnose. Schätzungen zufolge leiden etwa zwischen 3 % (Trull et al., 2010) und 5,9 % (Grant et. Al, 2008) der an Borderline erkrankten Personen auf Lebzeiten an der Diagnose.

Bei der Verteilung der Geschlechter sind unterschiedliche Angaben vorzufinden. So gehen Lieb et al. (2004) davon aus, dass etwa 70 % der Betroffenen weiblich und 30 % der Betroffenen männlich sind. Im Gegensatz dazu konnten die epidemiologischen Studien (epidemiologische Studien sind Beobachtungsstudien, die unter realen Umweltbedingungen am Menschen durchgeführt werden) von Grant et al. (2008) und Lenzenweger et al. (2007) zeigen, dass beide Geschlechter etwa gleichhäufig betroffen sind. Die Gründe für diese Dysbalance der Ergebnisse lassen sich aus der statistischen Tatsache ableiten, dass Frauen die Hilfe von Psychiatrie sowie Psychotherapie in der Regel häufiger in Anspruch nehmen als Männer. Damit ist ihre Repräsentativität in klinischen Stichproben natürlich auch höher. Männer, die an der Borderline-Persönlichkeitsstörung leiden, seien laut Watzke et al. (2006) vermehrt in Gefängnissen oder forensischen Kliniken anzutreffen, in denen die Borderline-Persönlichkeitsstörung nach der antisozialen PS die zweithäufigste Diagnose der Persönlichkeitsstörung darstellt. Die Anzahl der Studien sowie Stichproben zu den Unterschieden im Geschlecht der an Borderline erkrankten Personen ist bislang sehr überschaubar und es bedarf weiterer Studien, um einen geschlechterspezifischen Vergleich zu ziehen.

Laut Winograd et al. (2008) treten die ersten Symptome der Borderline-Persönlichkeitsstörung zumeist in den ersten Jahren der Adoleszenz auf. Zudem konnte mehrfach beobachtet werden, dass die Schwere der Symptome mit fortschreitendem Alter abnimmt. Nichtsdestotrotz bleiben einige depressive Residualzustände häufig bestehen und können als subsyndromale (Symptome, die für die Diagnose eines klinisch anerkannten Syndroms zu schwach sind) Störungen der BPS interpretiert werden.

Die Kombination aus Lebenszeitprävalenz und dem häufig schwierigen Verlauf der Persönlichkeitsstörung führt oftmals zu einer verstärkten Beanspruchung von medizinischen sowie psychotherapeutischen Pflegekonstrukten. So konnte Bohus (2007) beobachten, dass rund 15 % aller in psychiatrisch-psychotherapeutischen Kliniken eingewiesenen Patienten die Kriterien des Borderline-Typus erfüllen. Die *American Psychiatric Association* kam im Jahr 2005 sogar auf einen Prozentsatz von 14 bis 25 % von stationären Patienten sowie 10 % aller Patienten in psychiatrischen Polikliniken, die an BPS erkrankt sind. Laut Oldham und Skodol (1991) leiden etwa 10-15 % aller ambulanten Patienten an der Borderline-Persönlichkeitsstörung. Ergebnissen zufolge tritt BPS im Kontrast zur großen Mehrheit der anderen Persönlichkeitsstörungen im Durchschnitt vor dem 30. Lebensjahr auf. Laut der *American Psychiatric Association* (2005) sowie Widiger und Weissmann (1991) sind außerdem rund 30-60 % aller Patienten, die sich aufgrund einer Persönlichkeitsstörung in Behandlung befinden, an BPS erkrankt.

VERLAUF

Vor einigen Jahren wurde die Borderline-Persönlichkeitsstörung noch mit einem chronischen Verlauf der Krankheit in Verbindung gebracht, wohingegen heutzutage viele Langzeitstudien darauf hinweisen, dass die Krankheit BPS auf der Symptomebene relativ günstig verläuft. Der Beginn der Störung kann in der Regel in der Adoleszenz datiert werden, wobei sich die Krankheit im frühen Erwachsenenalter manifestiert. Auffällig ist, dass viele Quellen einen verzeichneten Rückgang der akuten Symptome im Laufe des Lebens (etwa ab dem 40. Lebensjahr) beschreiben, zu welchen etwa selbstzerstörerisches Verhalten sowie Impulsivität zählen.

Eine Gruppe um Psychologin *Mary C. Zanarini* konnte in einer Studie mit 290 Borderline-Patienten, die sich in stationärer Behandlung befanden, aufzeigen, dass die Remissionsrate ansteigend verlief. So konnte etwa festgestellt werden, dass die diagnostischen Kriterien der Betroffenen, die eine Remission erzielten, zu 55 % bei Teilnehmern nach etwa vier Jahren, zu 88 % bei Teilnehmern nach etwa acht Jahren, zu 95 % bei Teilnehmern nach etwa zwölf Jahren und zu 99 % bei Teilnehmern nach etwa sechzehn Jahren vollständig abgenommen haben.

Insgesamt erzielten beinahe 3/4 der betroffenen Patienten nach sechs Jahren eine vollständige Abnahme der diagnostischen Kriterien. Nicht zu missachten ist jedoch, dass ein großer Teil der Betroffenen auch noch nach über zehn Jahren unter Störungen der somatischen Gesundheit im Beruf, in sozialen Beziehungen, in der Bildung oder in psychosozialen Funktionen litt. So wiesen etwa 25 % der betroffenen BPS-Patienten eine konstante Symptomatologie auf. Bei 6 % der Betroffenen konnte ein späterer Rückfall und bei 4 % ein Suizid verzeichnet werden.

Grundsätzlich schwanken die Zahlen der Suizide von BPS-Betroffenen. Die Verlaufsstudie von Soloff und Chiappetta (2019) weist zum Beispiel auf eine suizidale Häufigkeit von 3 bis 13 % hin. Teismann et al. (2016) fanden jedoch heraus, dass die Frequenz der Suizidversuche bei BPS-Betroffenen bei 70-80 % liegt. Besonders auffällig ist, dass vorrangig Betroffene, die auf eine lange Krankheitsgeschichte zurückblicken, mit psychosozialen Beschränkungen zu kämpfen oder bereits viele Erfahrungen mit unterschiedlichen Behandlungsmethoden gesammelt haben, ein höheres Risiko für Suizid aufwiesen.

Zu dieser Entwicklung trägt mit großer Wahrscheinlichkeit die schwierige Versorgungssituation von Betroffenen sowohl in psychiatrischen als auch in ambulanten Bereichen bei. Denn die Behandlung von BPS wird in erster Linie durch kurzfristige, gleichzeitig jedoch auch kostspielige Interventionen durchgeführt. Nakoa et al. (1992) konnten etwa beobachten, dass sich Betroffene bei nur geringen Veränderungen der Symptomatik trotzdem durchgehend in einem stationären Aufenthalt befanden.

Zudem ist es in Deutschland im außerklinischen Bereich bislang nicht gelungen, Patienten mit BPS adäquat zu versorgen. Zanarini et al. (2004) verzeichneten eine Abnahme der Hospitalisierungsrate von Menschen mit der Borderline-Persönlichkeitsstörung in einem Beobachtungszeitraum von sechs Jahren. Nur eine geringe Minderheit begab sich dabei in Therapie, wobei jedoch 3/4 der Betroffenen permanent psychotherapeutische Behandlungen in Anspruch nahm.

Laut Dittmann und Stieglitz (1996) gilt die Borderline-Persönlichkeitsstörung als äußerst therapieresistent. Auch die hohe Dauer stationärer Aufenthalte sowie die Abbruchquoten, die Suizidraten und die ungünstigen Verläufe der Krankheit verweisen auf den schwierigen Therapieerfolg.

Für die Borderline-Persönlichkeitsstörung ist außerdem ihr Auftreten mit multiplen Komorbiditäten charakteristisch, wie etwa Zimmermann und Matia (1999) aufzeigen konnten. Diese Komorbiditäten nehmen dabei nicht nur auf den Verlauf der Krankheit, sondern auch auf die Therapie einen großen Einfluss. Mit Hilfe einer geeigneten Therapie sollen Borderline-Betroffene jedoch besser mit ihrem Alltag zurechtkommen und mit deutlich weniger Symptomen zu kämpfen haben. Welche Therapien es gibt und wie wirksam diese sind, wird noch im weiteren Verlauf dieses Buches beleuchtet.

Borderline verstehen

ZWISCHEN VERZERRTER WAHRNEHMUNG UND REALITÄT

Charakteristisch für Persönlichkeitsstörungen ist, dass sie sich auf unterschiedliche psychologische Bereiche auswirken. So liegen etwa Störungen bei der Impulskontrolle, der Affektregulation, dem Erleben von Emotionen, innerhalb von zwischenmenschlichen Beziehungen sowie bei der Wahrnehmung des eigenen Selbst und der Realität vor. Je nach Art der Persönlichkeitsstörung können diese Beschwerden dabei ganz unterschiedlich ausgeprägt sein.

So haben Wahrnehmungsstörungen der Realität zum Beispiel eine verzerrte Wahrnehmung von Beziehungen sowie der äußeren Umstände zur Folge. Betroffene fassen so beispielsweise ganz neutrale Vorgehensweisen und Handlungen als negativ auf oder sie ordnen einfachen Ereignissen Bedeutungen zu, die objektiv nicht nachvollziehbar sind. Die verzerrte Wahrnehmung wird dabei häufig zusätzlich von einer verzerrten Wahrnehmung des Selbstbildes begleitet, durch die sich Betroffene beispielsweise entweder als unglaublich hilflos oder aber auch als unheimlich besonders erleben können. Ihre verdrehte Wahrnehmung wirkt sich dann in der Folge natürlich auch darauf aus, wie sich Betroffene anderen gegenüber verhalten. Das kann sich unter anderem in der übertriebenen Darstellung der eigenen Leistungen oder auch in einer hilfsbedürftigen Selbstdarstellung äußern. Ihre verzerrte Wahrnehmung der Realität ist auch meistens einer der Hauptgründe, warum Betroffene mit großen Beziehungsproblemen zu kämpfen haben.

Menschen, die an der Borderline-Persönlichkeitsstörung erkrankt sind, leiden häufig an **Paranoia**. Treten die paranoiden Züge nicht in den Vordergrund, kann die Persönlichkeit BPS-Erkrankter auf Außenstehende einen durchaus geordneten Eindruck machen, da Verhalten und Sprache normal erscheinen. Borderliner mit Paranoia leiden nicht nur an einer verdrehten Beurteilung ihres Umfeldes, sondern haben oftmals auch eine extrem bösartige und feindselige Haltung gegenüber sich selbst. Bei der Borderline-Persönlichkeitsstörung mag es sich in den meisten Fällen zwar nur um Vorstellungen handeln, die einen paranoiden Beiklang haben, das Symptom kann ihnen ihr Leben jedoch ohne Zweifel unglaublich schwer machen.

Unter **Paranoia** versteht die Medizin psychische Störungen, bei welchen Betroffene ihre Umgebung nicht nur als verzerrt und misstrauisch wahrnehmen, sondern darüber hinaus auch ein gewisser systematisierter Wahn von besonderer Bedeutung ist.

Paranoia äußert sich bei vielen Borderline-Betroffenen durch die permanenten Gedanken, dass andere Menschen sie andauernd beobachten, über sie reden und sich über sie lustig machen würden. Zentrale Gedanken paranoider Borderlinetypen sind dabei nicht nur, dass sie unter ständiger Beobachtung stehen würden, sondern auch, dass keiner sie mag, weil scheinbar alle gegen sie sind. Um mit diesen Gedanken umzugehen, greifen sie meist auf zwei zentrale Strategien zurück. Zum einen *verstellen* sie sich und zeigen keinem anderen Menschen ihr wahres Ich. Der Gedanke dahinter ist, dass dann auch niemand etwas gegen sie in der Hand haben könnte. Zum anderen kommen sie niemandem *zu nahe* und schenken keinem ihr Vertrauen. Sie ziehen es vor, alleine zu sein, da sie dadurch vermeintlich niemals verletzt, enttäuscht oder sogar vorgeführt werden können.

Patienten mit BPS fühlen sich häufig, als würde sich ein großer Scheinwerfer über ihrem Kopf befinden, der sie ständig in hellem, strahlendem Licht anleuchtet, sodass sie für alle gut sichtbar wie auf einem Podest stehen. In der Gegenwart anderer haben Betroffene noch nie ein Gefühl der Freiheit verspürt, stattdessen sind Gefühle der Befangenheit sowie der mangelnden Entspannung gewöhnlich. Deshalb verursacht auch der Wunsch danach, anderen Menschen keinerlei Angriffsfläche zu bieten, bei Betroffenen einen enormen Druck, bloß keine Fehler zu begehen, da sie ansonsten zum Gespött ihrer Mitmenschen werden könnten.

Borderliner besitzen ganz deutliche Vorstellungen darüber, welche Ansichten ihre Mitmenschen in Wirklichkeit haben. Aus diesem Grund verstellen sie sich häufig in der Gesellschaft anderer, damit sie sich diesen vermeintlichen Vorstellungen auch anpassen können. Das mag zwar unheimlich anstrengend sein und sich negativ auf ihr bereits schon sehr instabiles Selbstbild auswirken, eine andere Alternative sehen sie dabei jedoch nicht.

Leider beschränkt sich dieses paranoide Symptom nicht nur auf zufällige Begegnungen, fremde Menschen oder entfernte Bekannte, sondern auch auf Familienmitglieder, enge Freunde sowie Kollegen. Aus diesem Grund ist es für Angehörige von Borderlinern auch so unglaublich schwierig, jegliche Art von Beziehung zu ihnen zu führen. Denn wie sollen sie ein vertrauliches und harmonisches Verhältnis aufbauen können, wenn sie doch immer wieder am Fundament der Beziehung Zweifel äußern? Denn Borderliner tendieren stark dazu, selbst die aufrichtigsten und bestgemeinten Ratschläge und Worte zu verdrehen und neu zu interpretieren. Es fällt ihnen unglaublich schwer, zu entspannen und sich angenommen fühlen zu können, denn ihrer Umwelt unterstellen sie permanent unbewusst boshafte Intentionen.

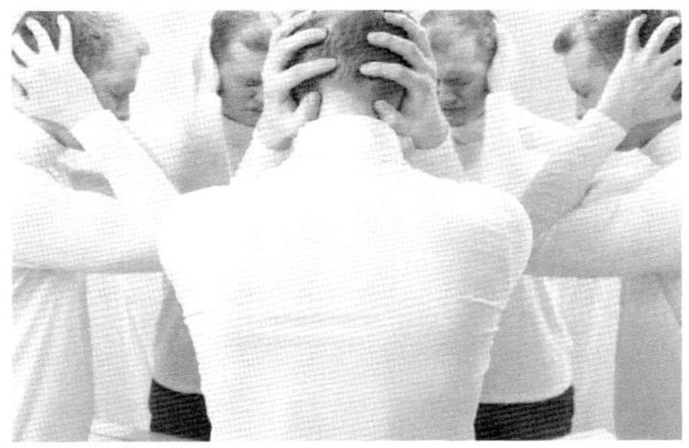

Darüber hinaus leiden an der BPS Erkrankte häufig unter **Dissoziationen**. Betroffene haben zum Beispiel das Gefühl, dass ihre Umgebung unwirklich und fremd sei (Derealisation) oder dass sie, beim Blick in den Spiegel, sich selbst fremd sind (Depersonalisation).

In der Psychologie beschreibt der Terminus **Dissoziation** die Trennung von Inhalten des Gedächtnisses sowie der Wahrnehmung, die unter normalen Umständen assoziiert ist. Aufgrund dessen kann die integrative Funktion des Gedächtnisses, der Wahrnehmung, des Bewusstseins sowie der Identität unter einer Beeinträchtigung leiden.

Außerdem kann es vorkommen, dass Betroffene weder Hunger- noch Schmerzempfinden verspüren, Gedächtnislücken aufweisen oder die Zeit verändert wahrnehmen. Darüber hinaus können während einer dissoziativen Episode psychotische Symptome auftreten, durch die Betroffene vorübergehend den Bezug zur Realität verlieren. Diese Symptome äußern sich zum Beispiel durch krankhaftes Misstrauen, akustische sowie optische Halluzinationen oder die starke, jedoch unbegründete Überzeugung, dass ihr Partner sie verlassen möchte. Borderline-Symptome treten überwiegend in gestressten Phasen auf oder wenn Betroffene eine subjektive Bedrohung fühlen. Da Borderliner die Symptome der Dissoziation oftmals als sehr beängstigend empfinden, versuchen sie, die unangenehmen Bedingungen durch selbstzerstörerische Verhaltensweisen zu unterbinden.

Dissoziationen sind polymorphe Störungen, die entweder zu einem partiellen oder aber zu einem vollständigen Verlust der psychischen Funktionen führen. Hierzu zählen etwa die eigenen Emotionen, Empfindungen sowie Gefühle, die Selbstwahrnehmung sowie die Beachtung des Umfeldes, das Erinnerungsvermögen und die Kontrollfunktion verschiedener körperlicher Bewegungen. Dabei kann die Ausprägung dieses Fähigkeitenmangels stündlich variieren, sodass sich regelmäßig dissoziierende Betroffene teilweise an Minuten, Begegnungen oder einzelne Situationen nicht erinnern können oder sogar unter kurzzeitigen Bewegungsstörungen leiden.

Während eines dissoziativen Zustands verändert sich die Wahrnehmung der Betroffenen wie in einem Drogenrausch. Sie spalten gewisse psychische Funktionen ab, sodass sie diese nicht mehr als zu ihnen zugehörig erleben. Ihre kurzzeitigen Erinnerungsverluste stehen dabei mit der Abspaltung ihrer Gefühle in Verbindung. Die Ursache hierfür liegt zumeist in traumatischen Erlebnissen, die Betroffene in ihrer Kindheit gemacht haben. Wird Kindern die Gelegenheit nicht gewährleistet, traumatische Momente adäquat zu verarbeiten, spalten sie sich auf emotionaler Ebene von den traumatischen Erinnerungen oder sogar ihrer gesamten Persönlichkeitsanteile ab. Im Laufe ihres Lebens treten dann – insbesondere, wenn negative Emotionen und Gedanken aufkommen, die sie an ihre traumatischen Erlebnisse erinnern – erneut Dissoziationen auf.

Dissoziative Episoden sind für Außenstehende nur schwer erkennbar. Meist gelingt es lediglich ausgebildeten Fachkräften, jene Zustände zu erkennen, und das auch nur dann, wenn diese die Betroffenen bereits über einen längeren Zeitraum hinweg kennen.

Der Mechanismus der Dissoziation hilft Betroffenen, durch emotionale Abschottung, ihren Organismus vor enormen Überflutungen durch externe Reize zu schützen. BPS-Erkrankte haben diesen Abwehrmechanismus bereits sehr früh in ihrem Leben verinnerlicht (zum Beispiel durch die Verdrängung traumatischer Ereignisse), wodurch dieser eines der charakteristischen Merkmale der Persönlichkeitsstörung ist.

Was hilft? Grundsätzlich hilft es Betroffenen, wenn sie wieder durch eine paranoide oder dissoziative Phase gehen, zu wissen, dass die große Mehrheit der Menschheit viel zu sehr mit sich selbst beschäftigt ist, als dass sie Zeit oder Energie hätte, sich so sehr für eine fremde Person zu interessieren. Angehörige von Betroffenen können ihnen außerdem vorrangig dadurch helfen, dass sie ihnen immer wieder Rückmeldung zu ihren Wahrnehmungen geben. Dadurch schenken sie den Erkrankten einen zweiten Blickwinkel und liefern ihnen einen alternativen Interpretationsansatz, wodurch Borderliner im besten Fall erkennen, dass ihre eigene paranoide oder dissoziative Wahrnehmung nur eine mögliche Version des Gesamtbildes ist.

Aus der Erfahrung Betroffener ist bekannt, dass es eher wenig bringt, wenn Angehörige mit Worten beteuern, wie viel ihnen die Betroffenen bedeuten, da sie ihre Zweifel dadurch nicht verwerfen können. Das bedeutet nicht, dass Angehörige nicht den Versuch unternehmen sollten, die Zweifel von Borderlinern zu mindern. Ihr Versuch darf jedoch nicht so extrem sein, dass sie sich dabei selbst beschränken müssen. Des Weiteren sollten Angehörige selbstverständlich Rücksicht zeigen, gleichzeitig jedoch verhindern, ihr Verhalten aus Umsicht oder Angst heraus zu verändern.

Für Betroffene selbst lohnt es sich immer wieder, sich den Mechanismen ihrer verzerrten Realität bewusst zu machen und zu wissen, dass ihre Beobachtungen meist genauso realitätsfremd wie auch negativ sind.

DER ZWANG ZUM PERFEKTIONISMUS

Meistens leiden Menschen, die an der Borderline-Persönlichkeitsstörung erkrankt sind, unter einer Identitätsstörung, die durch ein instabiles Bild des Selbst gekennzeichnet ist und sich unter anderem durch ein sprunghaftes Wechselspiel persönlicher sowie beruflicher Ziele charakterisiert. Durch ihr fragiles Identitätsgefühl quälen sich viele Betroffene mit der Frage danach, wer sie eigentlich sind. Sie werden von Unsicherheiten bei verschiedensten Themen – wie ihren Zielen, ihrem engen Freundeskreis, ihrem beruflichen Wunsch oder ihrer sexuellen Orientierung – geplagt, wobei sie ihr Selbstbild sowie ihre eigene Bewertung nach variablen Idealen und Ansprüchen richten.

Aus diesem Grund fühlen sich Borderliner in einem Moment qualifiziert und im anderen vollkommen fehl am Platz. Die enorme Wandlungsfähigkeit sowie die Unverzichtbarkeit, sich selbst immer wieder aufs Neue finden und bekräftigen zu müssen, führt dennoch dazu, dass Borderliner die Fähigkeit des ‚immer wieder Aufstehens' herausbilden, um mit neuen Belastungen umgehen zu können. Dadurch wird die Borderline-Persönlichkeitsstörung in einigen Fällen durch ein Maß an Engagement sowie an Perfektionismus kompensiert.

Die psychologische Ausrichtung des Perfektionismus ist etwas, das unter Zwang vollzogen wird. Dabei streben Perfektionisten sowohl nach Kontrolle der Dinge, die dieser tatsächlich bedürfen, als auch nach der Optimierung von allem, was auch ohne Vervollkommnung genauso gut oder sogar noch besser ablaufen würde.

Perfektionismus ist eine komplexe Strategie zur Abwehr, durch die das Ego den Versuch der Verleugnung jeglicher Fremdbestimmung unternimmt. Dabei zwingt der betroffene Perfektionist sich selbst auf, seine eigenen Handlungen vollständig und ohne jegliche Fehler auszuführen. In den Augen anderer will er als perfekt wahrgenommen werden, was ihn unglaublich abhängig von der Meinung anderer Menschen macht. Oftmals haben Perfektionisten mit Versagensängsten oder durch Furcht, die Wertschätzung sowie das Ansehen anderer zu verlieren, zu kämpfen.

Perfektionisten handeln in dem Glauben, im Vorhinein durch ganz bewusste Entscheidungen die Wirklichkeitsstrukturen der Zukunft bestimmen zu können und dadurch einen Zustand angenehmer Zufriedenheit zu erlangen. Das ist jedoch eine Illusion, da jegliche Entwürfe für die Zukunft einem begrenzten Urteilshorizont individueller Erfahrungen, Ängste sowie Wunschgedanken entstammen. Auch wenn Perfektionisten im Einzelnen erkennen mögen, was für sie vorteilhaft ist, fehlt ihnen diese Einschätzung im Kontext des Gesamtbildes oftmals.

Doch Perfektionismus stellt keine psychiatrische Diagnose dar, sondern vielmehr ein psychodynamisches Konstrukt, daher sollte es als Varietät zwanghafter Verhaltensweisen interpretiert werden. Damit ist der Perfektionismus ein Symptom, das sich bei unterschiedlichen Störungen der Psyche verschiedenartig ausprägen und vorkommen kann. Besonders davon betroffen sind sowohl die zwanghafte Persönlichkeitsstörung als auch die narzisstische Persönlichkeitsstörung.

In gewisser Hinsicht liegt das psychologische Konstrukt auch dem Borderline-Syndrom zugrunde, da dieses auch als scheiternder Beziehungsperfektionismus bezeichnet werden könnte und von der Abwehr von Angst handelt. Das grundsätzliche Problem, mit dem an BPS Erkrankte dabei zu kämpfen haben, liegt darin, dass sie in ihren zwischenmenschlichen Beziehungen nach absoluter Harmonie streben. Dabei setzt die Persönlichkeit von Borderlinern voraus, dass Menschen zueinander ideal ausgerichtet sein sollten. Der Glaube an diese Vorstellung macht sie jedoch gegenüber der Realität ‚blind'. Da die Realisierung dieses Idealismus an der Wirklichkeit scheitert, schwanken Betroffene auf emotionaler Ebene immer wieder zwischen Enthusiasmus und Misstrauen, Wut und Zweifel, sodass ihr Unbewusstes nicht in der Lage ist, diesen Beziehungsperfektionismus abzulegen.

DAS UNBEWUSSTE IN DER PSYCHE

Der Begründer der Psychoanalyse, **Sigmund Freud**, gilt als der wahre Entdecker vom Unbewussten. Dabei bildet die Annahme, dass das menschliche Seelenleben aus dem Unbewussten kontrolliert wird, den Grundstein der Psychoanalyse.

Mithilfe von einzelnen Aspekten aus den Berichten von Freuds Patienten gelang es ihm, ihr gesamtes Leben zusammenzusetzen und so die Ursachen für vielfältige Symptome zu erkennen. So nahm er zum Beispiel an, dass Patienten, die bestimmte angstauslösende Dinge weder sehen noch hören wollten, im Laufe ihres Lebens an Erblindung oder Taubheit litten. Bei Patienten, die das Gefühl in ihrer Hand verloren, diagnostizierte Freud weiterhin, dass die Ursache dieses Verlustes in der Angst begründet sei, die eigenen Geschlechtsteile anzufassen.

Anhand der Methode der **freien Assoziation**, bei der Patienten in einem Zustand der Entspannung zum Ausdruck bringen sollen, was ihnen im Kopf herumschwirrt, unternahm Freud den Versuch, den Weg in das Unbewusste seiner Patienten zu entschlüsseln. All das, was währenddessen als alltägliche Belanglosigkeit sowie Peinlichkeit geäußert wurde, ergab in der Summe eine gedankliche Kette, deren einzelne Perlen sich von den Erinnerungen der Kindheit bis zur Jetztzeit der Patienten erstrecken. Mit dieser Methode gelang es Freud, sowohl Gefühle als auch Erinnerungen zu wecken, die als Konsequenz schmerzhafter Erfahrungen der Kindheit entsprangen. So können bei Borderline-Erkrankten etwa die traumatischen symbiotischen Verstrickungen mit den Eltern aufgedeckt werden.

> Unter dem Terminus des **Unbewussten** versteht man in der Psychotherapie sowie in der psychodynamischen Psychologie den Bereich der menschlichen Psyche, zu dem das Bewusstsein keinen direkten Zugang hat, diesem jedoch entspringt. Demnach ist das Unbewusste etwas Inneres, das zwar eine Wirkung hat, bewusst jedoch nicht direkt spürbar oder überprüfbar ist.

Der Vorsitzende der Deutschen Psychoanalytischen Vereinigung (DPV) in Frankfurt sowie Lehranalytiker, **Werner Bohleber**, beschreibt, dass sich der Terminus des Unbewussten in den letzten Jahrzehnten ständig verändert hat. Laut Bohleber ist das Unbewusste ein abstraktes Konzept, das wir zwar interpretieren, empirisch jedoch nicht erforschen oder direkt verstehen können, weshalb das Unbewusste lediglich bildhaft beschrieben werden kann.

Betrachtet man das menschliche Bewusstsein durch die Augen von Sigmund Freud, macht es nur einen verhältnismäßig geringen Bereich unseres Denkens, Fühlens sowie Handelns aus und ist somit nur die ‚Spitze des Eisbergs'.

Nichtsdestotrotz ist es zum Verständnis der Borderline-Persönlichkeitsstörung relevant, da die Verhaltensmuster der Betroffenen eng mit ihren kindlichen Erfahrungen verknüpft sind.

Die Seele in der **Freudschen Psychoanalyse** ist übereinander geschichtet, sodass sich das Unbewusste verborgen auf einer tieferen Schicht befindet. Aus diesem Grund stieß Freud auf das Konzept des **dynamischen Unbewussten**, denn gewisse Ereignisse des Erlebens – wie Assoziationen, Träume oder Zwänge – lassen sich nicht durch Prozesse des Bewusstseins erklären. Für Freud sind die menschlichen Triebe der wahre Kern des Unbewussten, die sowohl emotional unerträglich als auch sozial unheilvoll seien, die verdrängt werden und lediglich indirekt zum Ausdruck kommen (z. B. durch Träume, Fantasien oder psychische Symptome). Demnach bilden die unbewussten Prozesse nach Freud das Zentrum unseres Wesens sowie unserer Wünsche.

Freud zufolge stellen unsere unbewussten Wünsche einen Zwang für die zukünftigen Sehnsüchte unserer Seele dar. Die Fantasien unseres Unbewussten sind die treibenden Kräfte, die für die Organisation unserer psychischen Realität verantwortlich sind. Und all jene triebhaften menschlichen Impulse müssten über internalisierte soziale Zwänge unterdrückt werden, die keinerlei Schuldgefühle hervorrufen oder Konsequenzen mit sich bringen. Bei BPS-Erkrankten kommt diese Unterdrückung etwa in selbstverletzenden Verhaltensweisen oder dissoziativen Zuständen zum Ausdruck.

In der **Psychoanalyse** wird aktuell die These vertreten, dass nicht einzig unsere Triebwünsche, sondern auch unsere unbewussten Überzeugungen, all unsere Anstrengungen zur Bewahrung unseres Selbstbewusstseins, unser Gefühl nach Sicherheit und unsere Bestrebungen zur Vermeidung von negativen Emotionen die Essenz unseres Unbewussten ausmachen könnten. Darüber hinaus basiert die Psychoanalyse auf der Annahme, dass das menschliche Seelenleben unter der permanenten Prägung von strukturellen Konflikten steht. So sei das persönliche Bindungsverhalten unter anderem durch das inhärente Beziehungswissen geprägt, das immer auch Zerwürfnisse zwischen vergangenen Bezugspersonen sowie individuellen Intentionen berücksichtigt. Die Art und Weise, wie unsere Eltern uns in unseren ersten Lebensjahren behandelt haben, ist in Form eines automatisierten Prozesses in unserem Unbewussten vorhanden und daher für die Psychoanalyse signifikant, da wir unser Leben zwangsläufig danach ausrichten. So leiden BPS-Erkrankte oftmals unter symbiotischen Verstrickungen mit ihren Eltern, die sich im weiteren Verlauf ihres Lebens in Abhängigkeitsverhältnissen mit ihren Partnern ausdrücken.

Weitere Definitionen des Unbewussten

In der **modernen intersubjektiven Psychoanalyse** ist das Unbewusste hingegen der Ort für zwischenmenschliche Beziehungen, an welchem diese kreativ gemeinsam geschaffen und ausgelebt werden.

Die **akademische Psychologie** bezeichnet das Unbewusste vorerst als all die mentalen Prozesse, die ohne Hilfe des Bewusstseins ablaufen. Hierzu zählen etwa die Steuerung der Aufmerksamkeit, Motive der Handlung, spontane Erinnerungen oder auch einige Aspekte unserer Wahrnehmung. All diese Prozesse laufen dabei aber nicht nur unbewusst, sondern auch unglaublich schnell ab.

Die **Hirnforschung** betrachtet das Unbewusste primär als Sitz unserer Automatismen, bei denen es als Art Autopilot unser Denken, unser Verhalten sowie unsere Gewohnheiten steuert.

Im Gegensatz dazu beschreibt eine Vielzahl von **Wissenschaftlern** das Unbewusste als nichts anderes als ein nützliches Konstrukt, mit dem sich die Menschen und die Welt erklären lassen. Folgt man dieser These, fällt jedoch schnell auf, dass das Unbewusste demnach gar nicht existent wäre – zumindest nicht auf die Art und Weise, wie zum Beispiel ein Bett existiert.

Auf der einen Seite gehen einige **Philosophen** sowie **Psychologen** davon aus, dass das Unbewusste nicht mehr als eine Geschichte oder eine metaphorische Erzählung sei, die wir weitererzählen, um bestimmte Dinge als plausibel erklären zu können. Dabei sind die Erzählungen, die wir über das Unbewusste machen, unglaublich facettenreich. Auf der anderen Seite sehen andere Psychologen das Unbewusste als Ursprung unserer Spontanität sowie Kreativität, durch die wir beispielsweise am nächsten Morgen mit der Lösung eines Problems aus unseren Träumen erwachen oder uns urplötzlich an ein Wort erinnern, nach dem wir die ganze Zeit gesucht haben.

ZWISCHEN ANZIEHUNG UND ABLEHNUNG: BEZIEHUNGEN ALS HERAUSFORDERUNGEN

Die Borderline-Persönlichkeitsstörung zeichnet sich hauptsächlich durch eine Instabilität in zwischenmenschlichen Beziehungen aus, die oftmals durch die enormen und schnellen Stimmungsschwankungen der Betroffenen sowie plötzlich auftretenden Zuständen der Anspannung kombiniert sind. Betroffene sind sehr sensible und emotionale Persönlichkeiten, die häufig ein Defizit aufweisen, das in ihrem großen Verlangen nach Geborgenheit sowie Nähe innerhalb einer gesunden und stabilen Beziehung zum Ausdruck kommt. Ihr Wunsch nach Versorgung bildet dabei den Kontrast zu ihrer Furcht vor Einengung und Freiheitsverlust.

Darüber hinaus fällt ihnen die Regulation von Nähe und Distanz schwer, sodass sich eine stark ausgeprägte Angst vor dem Verlassenwerden, die ein existentielles Ausmaß erreichen kann, durch ihr Leben zieht. Für Betroffene ist es demnach schwierig, für kürzere oder aber auch längere zeitliche Perioden allein zu sein. Daraus entwickeln sich anhaltende Gefühle innerer Leere und Betroffene fühlen sich nicht selten vollkommen fehl in der Welt. Aus diesem Grund sind sie stets bemüht, das Verlassenwerden zu verhindern, wodurch ihre Beziehungsgestaltung einerseits zwar intensiv, andererseits aber auch sehr wechselhaft ist.

Ihre intensiven, gleichzeitig jedoch auch unbeständigen Partnerschaften führen oftmals zu emotionalen Krisen, die von explosiven Wandlungen des Blickwinkels auf andere Menschen geprägt sind. Dabei ist es üblich, dass Menschen mit der Borderline-Persönlichkeitsstörung ihren Partner zu Beginn der Beziehung stark idealisieren. In der Regel schlägt diese Euphorie jedoch bereits bei der kleinsten Gelegenheit in Abwertung um. Nicht selten führt diese Ablehnung auch dazu, dass Borderline-Persönlichkeiten im Affekt die Beziehung beenden und sich von ihrem Partner trennen. Dieser innere Konflikt zwischen ihrem impulsiven Verhalten sowie ihrer Angst, verlassen zu werden, führt nicht selten zu einer klassischen On-off-Beziehung, in der es immer wieder zu zeitweiligen Trennungen sowie nachträglicher Versöhnung kommt.

Zudem neigen Menschen mit der Borderline-Persönlichkeitsstörung neben impulsiven Handlungen auch zu wutvollen Ausbrüchen, dem Missbrauch von illegalen Substanzen sowie Drogen, Essanfällen, Glücksspielen, zum Auftreten dissoziativer oder paranoider Symptome, zu unverhältnismäßigem Ausgeben von Geld, gefährlichem Sexualverhalten und selbstzerstörerischem Verhalten oder sogar zu Suiziddrohungen sowie suizidalen Handlungen. Ganz besonders dann, wenn sie in

Beziehungen sind, greifen sie zu den eben beschriebenen Maßnahmen, um das Alleinsein zu verhindern bzw. ihr chronisches Gefühl innerer Leere zu betäuben.

Aufgrund ihrer endlos scheinenden Furcht vor Ablehnung oder dem Beziehungsaus sind Borderline-Persönlichkeiten ständig auf der Suche nach Rückversicherung. Dabei testen sie, wenn auch oftmals unbewusst, anhand von emotionaler Erpressung die Stabilität ihrer Partnerschaft. Häufig fallen dann Sätze wie „Ach, ich bin dir sowieso vollkommen egal" oder „Also, wenn dir wirklich etwas an mir liegen würde, dann würdest du ...". Darüber hinaus sprechen Betroffene vermehrt die Drohung aus, den Kontakt zum Partner abzubrechen, wobei sie zum Ziel haben, Druck auf diesen auszuüben.

Zwar können Menschen, die keinerlei Traumatisierung erfahren haben, eine Borderline-Persönlichkeitsstörung entwickeln, jedoch haben viele Borderline-Persönlichkeiten irgendwann in ihrem Leben traumatische Ereignisse – etwa Verluste, Misshandlungen, Trennungen oder Scheidungen – durchlebt. Dabei kann auch emotionale Vernachlässigung sowie Missbrauch auf verbaler Ebene zu einer Herausbildung von BPS führen. Viele Betroffene haben als Kind nie den Raum bekommen, ihre Wut, Traurigkeit oder Anstrengung auszuleben und dabei gleichzeitig ihren Status als ‚gutes Kind' aufrechterhalten zu können. Solche kindlichen Erlebnisse führen im späteren Leben von Betroffenen zu einer enormen Sehnsucht nach Zuneigung sowie dem Wunsch, gesehen zu werden.

Dadurch kann eine sogenannte „Sogwirkung" entstehen, durch die sich letztendlich auch das Umfeld der Betroffenen überfordert und hilflos fühlt. Die permanente Angst vor Enttäuschung und dem Verlassenwerden führt dazu, dass Borderline-Persönlichkeiten dauerhaft wachsam sind. Sobald sie Kritik, Ernüchterung oder sogar Zurückweisung erfahren, reagieren Menschen mit BPS oftmals mit sofortiger Degradierung sowie Abweisung des Gegenübers. Denn Borderline-Persönlichkeiten haben in ihrem Leben niemals gelernt, dass Menschen gleichzeitig liebenswert und abweisend sein können, weshalb sie andere im Laufe ihres Lebens auch in „Gut" sowie „Böse" unterteilen. Aus diesem Grund sehen sie sich auch in Sicherheit, sobald sie eine andere Person am Anfang der Beziehung idealisieren, da sie sich dann nicht alleine oder verloren fühlen. Genauso schützt sie die Abwertung anderer vor ihren Verlustängsten, wodurch sie die Kontrolle über ihre Partnerschaft zurückerlangen.

Ihre permanente Unsicherheit in jeglichen zwischenmenschlichen Bereichen ihres Lebens führt immer wieder zum Auftreten von Spannungszuständen, woraus sich ein fortlaufender Kreislauf entwickelt, aus dem Borderline-Persönlichkeiten nur selten ganz alleine ausbrechen können. Die Beziehung stellt ihre Partner logischerweise vor immer wiederkehrende Herausforderungen, die oftmals zum Scheitern der partnerschaftlichen Beziehung führen. Meistens kann der gesunde Partner in der Beziehung nicht auf Dauer mit den Stimmungs-, Gefühls- sowie Selbstwertschwankungen des erkrankten Partners umgehen, da ihre vielfältige Gefühlswelt enormen Einfluss auf ihr Beziehungsleben hat. All diese Ursachen führen in der Summe oftmals dazu, dass die Beziehungen von Borderlinern scheitern.

Selbsttest: Anteile der Borderline-Persönlichkeit

Der Selbsttest dieses Kapitels prüft potenzielle Symptome einer Borderline-Persönlichkeitsstörung. Er basiert auf den Kriterien des DSM-IV, zielt jedoch nicht auf eine diagnostische Untersuchung ab, die ausschließlich im Rahmen einer psychologischen Abklärung vorgenommen werden kann. Der Selbsttest dient damit lediglich der Reflexion möglicher Vermutungen sowie Erfahrungen der Betroffenen. Denn ein Online-Test ist kein zuverlässiges Mittel zur Selbstdiagnose. Verspüren Sie den Verdacht, ein Problem zu haben, wenden Sie sich bitte in jedem Fall an einen Arzt oder an Therapierende.

Selbsttest

Frage 1: Verfügen Sie über ein deutlich instabiles Selbstbild oder eine deutlich instabile Selbstwahrnehmung?

---

o Ja

o Nein

Frage 2: Sind Ihre zwischenmenschlichen Beziehungen durch Instabilität und ein rasches Wechselspiel aus Idealisierung und Entwertung bzw. von Liebe und Hass gekennzeichnet?

---

o Ja

o Nein

Frage 3: Haben Sie sich in der Vergangenheit schon einmal selbst Verletzungen zugefügt, gab es suizidale Handlungen, parasuizidale Gesten oder Suizidandeutungen?

o Ja
o Nein

Frage 4: Sind Ihre Verhaltensweisen oftmals impulsiv und/oder selbstschädigend (z. B. durch Substanzmissbrauch, Essanfälle, risikoreiche Handlungen etc.)?

o Ja
o Nein

Frage 5: Fühlen Sie häufig innere Leere?

o Ja
o Nein

Frage 6: Leiden Sie unter stark ausgeprägten Gefühls- oder Stimmungsschwankungen oder an einer affektiven Instabilität, wobei diese Verstimmungen in der Regel nur von kurzer Dauer sind?

o Ja
o Nein

Frage 7: Haben Sie in der Vergangenheit Erfahrungen mit unangemessener Wut gesammelt oder hatten Sie Schwierigkeiten, Ihre Wut angemessen zu kontrollieren?

o Ja
o Nein

Frage 8: Sind Sie mit zeitweisen misstrauisch-paranoiden Vorstellungen, dissoziativen Zuständen oder dem Verlust des Realitätsbezuges vertraut, der durch Belastungen ausgelöst wurde?

o Ja
o Nein

Frage 9: Übernehmen Sie häufig den verzweifelten Versuch, ein tatsächliches oder scheinbares Verlassenwerden zu verhindern?

o Ja
o Nein

Was macht die typische Borderline-Identität aus?

Die Borderline-Persönlichkeitsstörung zeichnet sich primär durch eine Instabilität aus, die sich durch vier verschiedene Bereiche des Lebens zieht: durch das Gefühlsleben, durch zwischenmenschliche Beziehungen, durch die Verhaltensweisen sowie durch das individuelle Selbstbild.

Instabilität im Gefühlsleben

Die Instabilität im Gefühlsleben ist eine der charakteristischsten Eigenschaften der Borderline-Persönlichkeit. Oftmals fühlen sich Betroffene, als würden sie eine emotionale Achterbahnfahrt der Gefühle durchleben. So sind sie in einem Moment enorm glückliche und heitere Persönlichkeiten, die im nächsten Moment bereits mit starken negativen Gefühlen zu kämpfen haben. An einigen Tagen scheint ihnen ihr emotionales Auf und Ab vollkommen rätselhaft. Verwirrt und durcheinander suchen sie dann nach dem Ursprung ihrer wechselhaften Stimmungen. Schwere Emotionen wie Furcht, Einsamkeit, Traurigkeit und Wut sind dabei besonders problematisch. Häufig bringen Betroffene ihre unkontrollierten Wutausbrüche in bitterem Sarkasmus und starken Ausbrüchen zum Ausdruck. Im Nachhinein werden sie dann von Gefühlen der Scham und der Schuldigkeit überwältigt, was ihre Selbstvorwürfe zusätzlich verstärkt. Auf der anderen Seite bringt ihr instabiles Gefühlsleben aber auch positive Aspekte mit sich. Aufgrund ihrer Empfindsamkeit und Leidenschaft spüren Borderliner das Leben viel intensiver als andere. Außerdem verfügen sie über ein feines Gespür für die Gefühlswelt ihrer Mitmenschen.Sobald Borderline-Persönlichkeiten von ihren Emotionen jedoch in großem Ausmaß kontrolliert werden und sie sich ihnen hilflos ausgeliefert fühlen, erweckt das bei ihnen den Eindruck, als wenn sie die Richtung in ihrem Leben sowie die Kontrolle ihrer Emotionen verloren hätten. Zudem glauben sie, dass sie selbst für Außenstehende kaum erträglich seien.

Instabilität innerhalb zwischenmenschlicher Beziehungen

Neben ihrem Gefühlsleben können auch die Beziehungen von Borderlinern eine wahre Achterbahnfahrt sein. Solange die Beziehung zwischen Betroffenen und anderen gut verläuft, bekommen sie die Unterstützung, die sie benötigen, und fühlen sich großartig und geliebt. Treten jedoch Konflikte zutage, fühlen sich Betroffene, als würden sie in ihren Beziehungen ausschließlich Zurückweisung, Unglück und Chaos erfahren. Borderline-Persönlichkeiten leben verstärkt in der Angst, Ablehnung zu erfahren und aufgegeben zu werden. Deshalb arbeiten ihre Alarmanlagen permanent auf Hochtouren, die selbstverständlich auch in Augenblicken verzerrter Wahrnehmung ausgelöst werden. Aus diesem Grund geben Betroffene manchmal alles, um das Ende ihrer Beziehungen zu verhindern – auch wenn dieses häufig gar nicht in Sicht ist. Enge Beziehungen sind oftmals durch ein Wechselspiel großer Liebe und tiefem Hass gekennzeichnet, den Betroffene gegenüber ihren Partnern, Freunden oder Angehörigen empfinden. Einige Borderline-Persönlichkeiten zeichnen sich zudem durch ihr feines Gespür für Verhaltensweisen sowie den Tonfall ihres Gegenübers aus. Sobald in ihnen der Eindruck erweckt wurde, sie würden zurückgewiesen oder nur unzureichend unterstützt werden, oder sollte ihr Gegenüber gereizt wirken, fühlen sie sich augenblicklich im Stich gelassen und sind vollkommen am Boden zerstört. Ein positiver Aspekt ihrer Erkrankung ist jedoch, dass Borderline-Persönlichkeiten die Geschehnisse innerhalb ihrer Beziehungen besonders aufmerksam wahrnehmen, weil sie andere Menschen intensiv beobachten und ihre Gefühlswelt sehr gut nachvollziehen können.

Instabilität in den Verhaltensweisen

Der dritte Bereich, durch den sich die Instabilität von Borderline-Persönlichkeiten zieht, ist das Verhalten. Betroffene neigen dazu, riskante Verhaltensweisen und Handlungen zu vollziehen, ohne dabei über die möglichen Konsequenzen ihrer Taten nachzudenken. Verhaltensweisen, die vermehrt mit der Borderline-Persönlichkeitsstörung in Verbindung stehen, sind unter anderem der Konsum von Drogen, selbstzerstörerische Handlungen, Suizidversuche, Fressattacken, die Teilnahme an Glücksspielen, hohe Geldausgaben, Autofahren ohne Rücksicht, exzessiver Alkoholkonsum oder riskante Sportarten sowie sexuelle Abenteuer. Oftmals geben Betroffene ihrer Impulsivität nach und handeln dabei aus dem Affekt heraus, dessen Kontrolle ihnen außerordentlich schwerfällt. Impulsivität sowie eine Affektregulationsstörung sind neben der Instabilität weitere Kernmerkmale der Borderline-Persönlichkeitsstörung. Doch Impulsivität kann nicht nur Leid und

Qualen bereiten, sondern auch eine positive Seite mit sich bringen, da Betroffene sehr spontane und amüsante Persönlichkeiten sein können. Zudem kann ihr risikobereites Verhalten dazu führen, dass sie durch ihre Offenheit unvergessliche Erfahrungen sammeln, die ihr Leben für immer bereichern.

Instabilität im individuellen Selbstbild

Borderline-Persönlichkeiten haben häufig mit einer Instabilität und Unkontrollierbarkeit ihrer Emotionen, Beziehungen und Verhaltensweisen zu kämpfen, die auf lange Sicht oftmals nicht förderlich sind. Deshalb verwundert es nicht, dass Betroffene zusätzlich unter einem instabilen Selbstbild leiden und oftmals überhaupt nicht wissen, was in Wirklichkeit ihr wahres Ich ist. Normalerweise entwickeln wir unser Identitätsempfinden aus dem Blickwinkel unserer eigenen Lebensgeschichte heraus. All unsere Erfahrungen, Erlebnisse, Interessen, Hobbys, Beziehungen und Wertvorstellungen, unsere Vorlieben sowie Abneigungen und alle weiteren Aspekte unseres Lebens ergeben in der Summe das, was uns ausmacht, und spiegeln wider, wer wir wirklich sind. Unsere Lebensgeschichte ist wie eine Art Erzählung, die uns zu verstehen gibt, wer wir sind. Borderline-Persönlichkeiten vertrauen ihrem eigenen Innenleben hingegen nicht permanent, verstehen ihre eigenen Emotionen nicht dauerhaft oder lehnen diese womöglich sogar ab, durchleben turbulente Beziehungen und können sich zeitweise nur mühevoll an bestimmte Erlebnisse ihres Lebens oder an konkrete Fakten erinnern. An manchen Tagen fühlen sie sich, als wollten sie ein sich ständig in Bewegung befindliches Ziel mit einem Pfeil und einem Bogen treffen. So ist es für Borderline-Persönlichkeiten einfach unverhältnismäßig schwer, eine konkrete Vision ihrer Selbst zu haben. Diese Unklarheit, mit der die Betroffenen leben müssen, tritt oftmals in Kombination mit einem chronischen Gefühl innerer Leere auf, das gepaart ist mit dem Eindruck, non-existent oder einfach ein Niemand zu sein. Diese Empfindungen könnten womöglich auch der Ursprung dafür sein, warum Borderline-Persönlichkeiten das Ende einer Beziehung als so verheerend empfinden. Denn sie definieren sich nicht primär über ihre eigene Identität, sondern vielmehr über die Menschen, denen sie angehören. Sobald eine zentrale Beziehung dann zerbricht, fühlen sich Betroffene oft, als würden sie in einen nie endenden Abgrund fallen, und wissen dann nicht mehr, wer sie in Wahrheit sind.

Hintergründe zur Borderline-Störung

URSACHEN

Selbst nach jahrzehntelanger Forschung lassen sich die Ursachen einer Borderline-Persönlichkeitsstörung immer noch nicht exakt ausmachen, zumal sie mit großer Wahrscheinlichkeit von Betroffenem zu Betroffenem variieren. Nichtsdestotrotz sind sich Forschende über die verschiedenen Faktoren einig, aus deren Zusammenwirken die Borderline-Störung mutmaßlich hervorgehen könnte. Darüber hinaus beruht ein solch komplexes psychisches Problem wie BPS nur selten auf einer einzigen Ursache, ist daher multifaktoriell bedingt und entsteht aus einem Zusammenspiel mehrerer Komponenten.

Genetische Faktoren

Studien haben ergeben, dass einige Menschen eine bestimmte genetische Veranlagung für die Borderline-Persönlichkeitsstörung haben, sodass eine gewisse familiäre Häufung der Störung beobachtet werden konnte.
Wissenschaftlich fundierten Schätzungen zufolge lässt sich die Borderline-Persönlichkeitsstörung zu rund 50 % auf erbliche Faktoren zurückführen. Im Umkehrschluss bedeutet das zwangsläufig jedoch nicht, dass Borderline bei bestimmten Menschen zur Hälfte genetisch bedingt und zur anderen Hälfte auf weitere Einflüsse zurückzuführen ist oder dass einige Betroffene BPS zu 100 % aufgrund genetischer Veranlagung entwickelt haben. Der Erblichkeitsindex lässt lediglich darauf schließen, dass die Borderline-Persönlichkeitsstörung etwa zu 50 % durch genetische Faktoren bedingt ist, und zeigt, bei welchen Personen die Störung mit höherer

Wahrscheinlichkeit vorkommt. Des Weiteren konnten Zanarini et al. (1988) ermitteln, dass sowohl Eltern als auch Geschwister von 10 bis 20 % aller Betroffenen selbst an BPS leiden. Mögen sich diese Werte im ersten Moment geringfügig anhören, fällt im nächsten Moment auf, dass 20 % etwa das Zehnfache der Häufigkeit ist, mit der die Persönlichkeitsstörung in der Gesamtbevölkerung nachzuweisen ist. Studien von Torgersen (2000) konnten zudem bei eineiigen Zwillingen aufzeigen, dass die Wahrscheinlichkeit, dass beide Kinder an Borderline erkranken, höher als bei zweieiigen Zwillingen ist. Diese Beobachtung ist darauf zurückzuführen, dass die Gene eineiiger Zwillinge zu 100 % übereinstimmen, bei zweieiigen Zwillingen jedoch nur eine Übereinstimmung von 50 % vorliegt. Außerdem ist bekannt, dass mutmaßlich nicht nur ein einziges Gen für die Entstehung von Borderline verantwortlich ist, sondern die Krankheit aus dem Zusammenwirken verschiedener Gene entsteht. Darüber hinaus variiert das Geflecht, in dem die biologischen, genetischen, neurologischen sowie umweltbezogenen Komponenten, die für die Entstehung von Borderline kohärieren, individuell.

Temperament und Gehirn

Jeder Mensch ist mit einem einzigartigen genetischen Bauplan ausgestattet, der sich unter anderem in besonderen Eigenschaften der Gehirnfunktionen äußern kann. So lässt sich bei Borderline-Persönlichkeiten eindeutig beobachten, dass sie ein sehr ausgeprägtes emotionales Gespür besitzen und oftmals auf Dinge emotional reagieren, die für andere belanglos sind. Diese Eigenschaft liegt in ihrem intensiveren Erleben emotionaler Reaktionen begründet, weshalb sie auch relativ viel Zeit benötigen, um in einen Zustand von Ruhe und Ausgeglichenheit zurückzufinden, nachdem sie ihr inneres Gleichgewicht zeitweise verloren haben. Wie die Mehrheit der Eigenschaften, die uns ausmachen, gründet auch das stark gefühlsbetonte Temperament von Borderline-Persönlichkeiten in einem Zusammenspiel, das zwischen den Umwelteinflüssen und der biologischen Ausstattung des menschlichen Körpers, vor allem des Gehirns, besteht.

Die Art und Weise, wie wir auf Stress reagieren und wie gefühlsbetont unsere Persönlichkeit ist, hängt unter anderem mit bestimmten Regionen unseres Gehirns zusammen. Bei BPS-Erkrankten konnte beobachtet werden, dass in mindestens zwei Gehirnstrukturen Besonderheiten vorliegen. Die eine Gehirnstruktur ist dabei die **Amygdala**, auch als Emotionszentrale des Gehirns bekannt, die in Situationen mit emotionaler Bedeutung aktiviert wird. Die Amygdala ist bei Borderlinern häufig kleiner (durchschnittlich 13 %). Zudem konnten Ruocco et al. (2012) beobachten, dass sie auf Reize stärker anspricht. Die Amygdala ist mit einem kleinen, gleichzeitig aber auch leistungsstarken Motor eines Rennwagens zu vergleichen, der auf Hochtouren kommt, sobald man aufs Gaspedal tritt.

Die andere Gehirnstruktur ist die **Hypothalamus-Hypophysen-Nebennierenrinden-Achse**. Als Stressreaktionssystem ermöglicht diese Gehirnstruktur dem Körper, mit belastenden Situationen umgehen zu können. Zimmermann und Choi-Kain (2009) stellten etwa fest, dass eine erhöhte Aktivität der Hypothalamus-Hypophysen-Nebennierenrinden-Achse bei Borderline-Persönlichkeiten zu verzeichnen ist. Das bedeutet, dass ihr Körper bereits bei niedrigen Anzeichen für potenzielle Gefahren vermehrt in den Kampf-oder-Flucht-Modus schaltet.

Darüber hinaus konnten Ruocco et al. (2012) aufzeigen, dass der präfrontale Kortex bei Betroffenen in Situationen, die von emotionaler Bedeutung sind, häufig weniger Aktivität verzeichnet als der anderer Menschen. Lässt sich die Amygdala mit einem leistungsstarken Motor eines Rennwagens vergleichen, wäre der präfrontale Kortex das Bremspedal, mit dessen Betätigung die Fahrgeschwindigkeit verringert würde und somit die Fahrgeschwindigkeit (Aktivität) der Amygdala hemmt. Funktioniert das Bremspedal nicht optimal, kann die Fahrgeschwindigkeit auch nicht so reduziert werden, wie es manchmal vielleicht notwendig wäre. Und da der präfrontale Kortex bei BPS-Betroffenen häufig eben nicht so aktiv ist, ist er nur eingeschränkt in der Lage, die Amygdala zu bremsen.

Belastende Erfahrungen in der Kindheit

Forschende messen im Kontext der Entwicklung einer Borderline-Persönlichkeitsstörung belastenden Erfahrungen in der Kindheit eine besondere Bedeutung zu. Tiefgreifende Erfahrungen können viele verschiedene Formen annehmen und zum Beispiel durch Vernachlässigung, unzureichende Unterstützung, körperliche und seelische Misshandlung oder emotionalen sowie sexuellen Missbrauch zum Ausdruck kommen. Studien der vergangenen Jahre konnten aufzeigen, dass viele Borderline-Persönlichkeiten irgendeine Form des Missbrauches oder der Vernachlässigung in ihrer Kindheit erfahren haben. Zanarini et al. (2002) zufolge wurden mehr als 50 % der Betroffenen in ihrer Kindheit sexuell missbraucht. Menschen, die bereits früh in ihrem Leben traumatischen Erfahrungen ausgesetzt wurden, fällt es enorm schwer, gegenüber anderen im Laufe ihres Lebens Vertrauen aufzubauen und sich sicher und geborgen innerhalb von Beziehungen fühlen zu können. Ihre traumatischen Erlebnisse können zudem dazu führen, dass Betroffene tiefe Scham empfinden und über andere Menschen negativ denken.

Der andere große Teil der Betroffenen, die in ihrer Kindheit belastende Erfahrungen gesammelt haben, mögen zwar keine Misshandlung bzw. keinen Missbrauch erfahren haben, mussten aber nichtsdestotrotz körperliche und/oder emotionale

Vernachlässigung erdulden. Die Vernachlässigung kann sich unter anderem dadurch äußern, dass Betroffene nicht die Unterstützung erfahren haben, die sie in Wahrheit zur Entwicklung einer gesunden Bewältigungsstrategie benötigt hätten. Darüber hinaus können sie den Eindruck gewonnen haben, dass sie nicht gut genug gewesen sind und sich deshalb nicht ausreichend um sie gekümmert wurde. Deshalb haben sie womöglich auch nie gelernt, wie sie selbst für sich sorgen sollen, und haben aus dieser Erfahrung heraus womöglich Selbsthass entwickelt.

Invalidierende Umgebung

Der Mangel an Wertschätzung, die sogenannte Invalidierung, ist ein weiterer, aus der Kindheit stammender Einfluss, der bei der Entstehung einer Borderline-Persönlichkeitsstörung mitwirken kann. Eine invalidierende Umgebung zeichnet sich dadurch aus, dass die eigenen Empfindungen von anderen nur geringfügig geschätzt, missbilligt oder auch ignoriert werden.

Von einer Vielzahl BPS-Betroffener ist bekannt, dass sie in ihrer Kindheit weder Angst noch Traurigkeit zum Ausdruck bringen durften, weil es als vermeintliches Zeichen von Schwäche angesehen wurde. Bei anderen Betroffenen scheint es, ihre Eltern hatten nicht genug Kenntnis darüber, wie sie ihre Kinder trösten sollten. Andere scheinen wiederholt in Situationen, in denen sich Kummer bei ihrem Kind bemerkbar gemacht hat, ihre Beherrschung verloren zu haben. Invalidierung kann sich darüber hinaus auch dadurch äußern, dass Borderliner von anderen Menschen unterstellt bekommen, ihre Probleme seien in Wahrheit viel kleiner, als sie scheinen. Borderline-Persönlichkeiten fühlen sich dann nicht selten so, als wären sie in einem Gebäude eingesperrt, das gerade in Flammen steht, während sie vor Todesangst um Hilfe schreien, als Antwort der Feuerwehr aber nur ein „Stellen Sie sich nicht so an und steigen einfach über die brennenden Ruinen hinüber" erhalten.

Die Invalidierung kann sich auch auf die Art und Weise ausdrücken, dass ein Kind nur ab und zu Aufmerksamkeit und Unterstützung bekommt oder eben nur immer dann, wenn es großen Kummer zum Ausdruck bringt. Häufig gewöhnt sich das Kind dann daran, seine individuellen Bedürfnisse intensiv zu betonen, und hält an diesem Muster für den Rest seines Lebens fest. Möglicherweise entwickelt sich auch die Vorliebe, auf jegliche Art verfügbarer Hilfe zurückzugreifen, die es finden kann.

Invalidierung kann aber auch subtilere Formen annehmen. So riet *Marsha Linehan* in ihrer wirkungsvollen **Dialektisch-Behavioralen Therapie** für Borderline-Betroffene dazu, dass sie nicht versuchen sollten, eine Rose zu werden, wenn sie in Wahrheit eine Tulpe sind. Vielmehr sollten sie ein Tulpenbeet suchen oder selbst eines anlegen, falls sie keines finden können.

Borderline-Persönlichkeiten fühlen sich einfach anders als andere Mitglieder der Familie. Sehen sie sich von weniger gefühlsbetonten Menschen umgeben, kommt es ihnen hin und wieder vor, als würde etwas mit ihnen selbst oder aber ihren Gefühlen nicht stimmen. Verlangt ein Kind, das stark von Emotionen geleitet wird, etwas, kann dieses Verlangen so mächtig zum Ausdruck kommen, als würde es seit Tagen hungern müssen, obwohl es immer einen Teller mit dem köstlichsten Essen vorgesetzt bekommt. Sobald das Kind dann vollkommen aufgelöst ist, reagieren die Menschen im Umfeld häufig ratlos und nutzen Invalidierung als Reaktion auf seinen Kummer. Außenstehende sind sich darüber, was in diesem Moment in ihm vorgeht, nicht sicher und sehen sich nicht in der Lage, seine intensiven Gefühle einzuordnen.

Letztendlich führt jegliche Form der Vernachlässigung, Misshandlung sowie Invalidierung dazu, dass Betroffene Probleme haben, sich in innigen Beziehungen zu orientieren und emotionale Bindungen eingehen zu können. Verzweifelt kämpfen sie gegen den inneren Konflikt zwischen dem Wunsch nach Nähe, vor der sie gleichzeitig Angst haben, und der Furcht, die Unterstützung von anderen Menschen zu verlieren.

Wie durch die oberen Ausführungen ersichtlich wurde, entwickelt sich eine Borderline-Persönlichkeit erst dann, wenn das emotionale Temperament mit dem Heranreifen in einem invalidierenden, problematischen oder gewalttätigen Umfeld sowie mit weiteren Faktoren gepaart wird. Aus diesem Grund vertreten viele Forschende die These, dass die Borderline-Persönlichkeitsstörung wie viele mentale Erkrankungen multifaktoriell bedingt ist.

BEGLEITERKRANKUNGEN

Die Borderline-Persönlichkeitsstörung tritt nur äußerst selten allein auf und kann daher von einigen Erkrankungen begleitet werden. Hierzu zählen etwa Depressionen, Essstörungen, Angststörungen, zu welchen vor allem Panikattacken, Zwangsstörungen und soziale Phobien zählen, sowie der Missbrauch von Substanzen (Drogen und Alkohol), die Aufmerksamkeits-Defizit-Hyperaktivitäts-Störung (ADHS) und eine Posttraumatische Belastungsstörung (PTBS). Das Theodor Wenzel Werk e. V. verweist auf Begleiterkrankungen der Borderline-Persönlichkeitsstörung, die auf Grundlage klinischer Studien mit stationären Patienten ermittelt wurden. Aus den Studien gehen folgende Ergebnisse hervor:

- Depressionen: zwischen 30 % und 87 %
- Essstörungen: 29-35 %
- Aufmerksamkeits-Defizit-Hyperaktivitäts-Störung: bis zu 60 %
- Posttraumatische Belastungsstörung: 46-56 %
- Substanzmissbrauch: 64-66 %
- Zwangsstörungen: 16-25 %
- soziale Phobie: 23-47 %
- Panikstörung: 31-48 %

Depressionen

Eine Metaanalyse aus dem Jahr 2015 zeigte auf, dass Depressionen bei Borderline-Persönlichkeiten häufiger mit einem negativeren Eigenbild und einer verstärkten Feindseligkeit auftreten als bei anderen depressiven Störungen. Zudem kam die Analyse zu der Schlussfolgerung, dass der Schweregrad der depressiven Störung bei BPS-Betroffenen stark variiert und zum Teil bei einigen Betroffenen eine BPS-spezifische Depressionsqualität vorliegt. Typische Merkmale einer Depression von Borderline-Persönlichkeiten sind dabei Gefühle der Einsamkeit, der Verzweiflung sowie der inneren Leere. Des Weiteren liegen Schwierigkeiten in zwischenmenschlichen Beziehungen vor. Betroffene leiden zudem an einer erhöhten Suizidgefährdung. Die depressiven Symptome, die Borderline-Persönlichkeiten aufweisen, sind im Vergleich zu depressiven Patienten ohne BPS normalerweise von kürzerer Dauer und verstärkt mit zwischenmenschlichen Situationen verknüpft. Abschließend ist herauszustellen, dass sich die depressiven Symptome bei BPS-Erkrankten bei erfolgreicher Behandlung der Persönlichkeitsstörung in der Regel auch verbessern.

Essstörungen

Borderline-Persönlichkeiten leiden sehr häufig an einer schweren Essstörung, bei der es regelmäßig zu übermäßiger Nahrungsaufnahme kommt. Ihre unkontrollierten und aus dem Affekt entspringenden Essverhaltensweisen dienen dem Abbau jeglicher Spannungen, führen häufig jedoch zu Übergewicht und den damit einhergehenden gesundheitlichen Folgen. Zudem können sie Hormon- und Stoffwechselstörungen hervorrufen. Treten die ersten Warnzeichen für eine Essstörung auf, sollten Betroffene umgehend ärztliche Hilfe aufsuchen und sich fachärztlich betreuen lassen. Im Gegensatz zu vielen weiteren psychiatrischen Erkrankungen weigern sich Borderline-Persönlichkeiten in der Regel nicht, Psychiater, Psychologen oder Fachärzte ausfindig zu machen. Vielmehr spüren sie Erleichterung, sobald ihnen jemand einen Namen für ihre Störung liefert und darüber hinaus Möglichkeiten aufzeigt, die ihnen helfen können.

ADHS

Einer Übersicht aus dem Jahr 2014 zufolge leiden etwa 20 % aller Erwachsenen, die an der Borderline-Persönlichkeitsstörung erkrankt sind, zusätzlich an ADHS. Die Borderline-Erkrankung und ADHS mögen in vielen bedeutenden Symptomen eine Überschneidung vorweisen. Obwohl sie gemeinsam bei einer Person auftreten können, müssen die Ursachen beider Krankheiten trotzdem eindeutig voneinander getrennt werden.

Darüber hinaus kann die Borderline-Persönlichkeitsstörung gemeinsam mit der posttraumatischen Belastungsstörung auftreten oder sogar aus dieser hervorgehen, wenn Betroffene beispielsweise traumatische Erfahrungen in ihrer Kindheit erlebt haben. In Angst vor dem Verlassenwerden, der Zurückweisung und dem Gefühl, nicht genug zu sein, üben Borderline-Persönlichkeiten außerdem häufig den Missbrauch von Substanzen aus, verspüren eine soziale Phobie oder leiden unter Zwangs- und/oder Panikstörungen.

BEHANDLUNGSMÖGLICHKEITEN

In den vergangenen Jahren haben sich mehrere psychologische Behandlungsmethoden bei der Borderline-Persönlichkeitsstörung als wirksam und erfolgreich erwiesen. Forschende und Experten stimmen zum einen in der Aussage überein, dass die Behandlung von BPS deutlich strukturiert sein sollte. Zum anderen sollte sie die Betroffenen ebenso im Abbau ihrer selbstdestruktiven Verhaltensmuster unterstützen, in der Verbesserung ihrer emotionalen Wahrnehmung sowie ihrer emotionalen Regulation ermutigen und ihre Fähigkeiten, sich in Beziehungen zurechtzufinden, stärken. Darüber hinaus sollte sich die therapeutische Beziehung durch Wertschätzung, Tragfähigkeit und Mitgefühl auszeichnen.

Aufgrund der Komplexität der Borderline-Persönlichkeitsstörung ist die Behandlung von BPS oftmals länger als die anderer Störungen. In der Regel geht man von einer Behandlungsdauer von mindestens sechs Monaten aus. Nichtsdestotrotz ist häufig ein deutlicher Rückgang der BPS-Symptome innerhalb der ersten vier Monate zu verzeichnen.

Damit eine Borderline-Persönlichkeitsstörung langfristig effizient behandelt werden kann, ist es unabdingbar, dass mögliche Begleiterkrankungen der Persönlichkeitsstörung ebenso erkannt und behandelt werden. Grundsätzlich umfasst die Behandlung einer BPS hauptsächlich eine **Psychotherapie**. Sollte Bedarf bestehen, finden zudem bestimmte **Medikamente** Anwendung, um spezifische Symptome zu behandeln.

Medikamente, die bei der BPS-Behandlung angewendet werden, sollen zur Stabilisierung des Gemütszustands und zur Verringerung von Stimmungsschwankungen, Angstzuständen, Depressionen, stressbedingten verzerrten Gedankengängen, Wut und impulsiven Neigungen beitragen. Bei der Behandlung der Borderline-Persönlichkeitsstörung kommen dabei oftmals Psychopharmaka zum Einsatz.

Nichtsdestotrotz sind diese für eine Genesung nicht zwingend notwendig, sie können für einige Betroffene aber eine sehr große Hilfe sein, um beispielsweise extreme Gefühlszustände zu kontrollieren.

KONKRETE THERAPIEANSÄTZE

Dialektisch-Behaviorale Therapie (DBT)

> Die Dialektisch-Behaviorale Therapie basiert auf der biosozialen Theorie der BPS, nach der sich Betroffene durch ein ausgeprägtes emotionales Temperament auszeichnen und darüber hinaus in einer invalidierenden Umgebung aufgewachsen sind, die ihnen den richtigen Umgang mit ihren starken Emotionen nie gezeigt hat. Deshalb können Betroffene ihren Emotionen auch nicht vertrauen und nehmen sie als unerträglich, verwirrend und dominant wahr.

Die dialektische Verhaltenstherapie wurde von der amerikanischen Psychologin *Marsha M. Linehan* in den 1980er Jahren an der University of Washington entwickelt. Die DBT hat zum Ziel, Menschen mit BPS die Fähigkeit der Emotionsregulation anzueignen, wodurch sie ihre eigenen Emotionen akzeptieren, verstehen und steuern lernen.

Die DBT knüpft an die kognitive Verhaltenstherapie an und ist ein Therapieverfahren, das außerordentlich praxis- sowie handlungsorientiert ist. Klienten bekommen wöchentlich eine Vielzahl an Hausaufgaben, die sie erfolgreich erledigen müssen. Zudem eignen sie sich während der Therapie neue Fertigkeiten an und arbeiten daran, ihre alten Verhaltensweisen zu verändern. Dabei setzt sich die Dialektisch-Behaviorale Therapie aus mehreren Komponenten zusammen, zu denen die Einzeltherapie, das Fertigkeitentraining innerhalb der Gruppentherapie, der Kontakt über das Telefon und die Interversion gehören.

So besteht die Dialektisch-Behaviorale Therapie aus einer Einzeltherapie, die in Kombination mit wöchentlichen Sitzungen abgehalten wird. Diese unterstützt den Betroffenen primär bei der Veränderung festgefahrener Verhaltensmuster, beim Abbau selbstdestruktiver Verhaltensweisen sowie dabei, auf besondere Ziele im Leben hinzuarbeiten. Die Einzeltherapie soll den Patienten zwischen den einzelnen Sitzungen über Gespräche per E-Mail, SMS oder das Telefon unterstützen und so als wichtige Begleitung für die Anwendung der Bewältigungsfertigkeiten dienen, die neu in der Therapie erlernt wurden. Darüber hinaus lernen Betroffene in einem wöchentlich abgehaltenen Fertigkeitstraining folgende Möglichkeiten kennen:

- Fertigkeiten der Emotionsregulation – eigene Emotionen verstehen und folglich steuern können
- Fertigkeiten der Stresstoleranz – überfordernde sowie Krisensituationen ohne Verschlimmerung durchzustehen
- Achtsamkeitsfertigkeiten – sich auf den gegenwärtigen Moment zu fokussieren
- interpersonelle Problemlösefähigkeiten – die individuellen Bedürfnisse selbstbewusst zu beanspruchen und die Interaktionen mit anderen dabei konstruktiv anzugehen

Bei den wöchentlich stattfindenden Teamsitzungen unterstützen die einzelnen Therapierenden der dialektischen Verhaltenstherapie einander und leisten gemeinsam therapeutische Arbeit, bei der sie ihre Klienten sowohl motivieren als auch mitfühlend unterstützen.

Stoffers et al. (2010) konnten in einer Vielzahl von streng nach methodischen Kriterien durchgeführten Studien die Wirksamkeit der Dialektisch-Behavioralen Therapie bei Borderline-Betroffenen belegen. Aus den Studien geht hervor, dass die dialektische Verhaltenstherapie insbesondere bei selbstverletzendem und suizidalem Verhalten, bei Melancholie sowie dem Missbrauch von Substanzen besonders wirksam ist, zu statistisch weniger Krankenhaus- oder Notfallaufnahmen führt und den Betroffenen bei der Bewältigung ihres Alltags hilft.

Weitere Studien von Lynch et al. (2007) und Robins und Chapman (2004) zeigen, dass die DBT große Wirksamkeit bei Depressionen sowie sogenannten Binge-Eating-Störungen aufweist, bei denen Betroffene unter immer wiederkehrenden Essanfällen leiden. Darüber hinaus geht aus den Studien hervor, dass die Behandlungseffekte der Dialektisch-Behavioralen Therapie noch Jahre nach dem Ende der Behandlung bestehen bleiben.

Mentalisierungsbasierte Therapie (MBT)

Die Mentalisierungsbasierte Psychotherapie wurde gemeinsam vom englischen Psychoanalytiker und Psychiater *Anthony W. Bateman* sowie dem englischen Psychoanalytiker und Psychologen *Peter Fonagy* entwickelt.
Der psychotherapeutische Ansatz der MBT orientiert sich an den Erkenntnissen der Entwicklungspsychologie, der Psychoanalyse, der Bindungstheorie sowie an Elementen unterschiedlicher anderer Therapien und darüber hinaus der Theory

of Mind. Die Mentalisierungsbasierte Therapie zielt grundsätzlich auf die Förderung der Sinnzuschreibungen ab. Dabei beschreibt das Mentalisieren, wie gut jeder von uns seine individuellen psychischen Prozesse sowohl bei sich selbst als auch bei anderen Menschen als Auslöser unterschiedlicher Handlungen wahrnehmen und verstehen kann.

Genau wie die Dialektisch-Behaviorale Therapie umfasst auch die MBT Einzel- und Gruppentherapiesitzungen, die wöchentlich abgehalten werden. Die Mentalisierungsbasierte Psychotherapie gründet auf der These, dass jeder Mensch in den ersten Jahren seines Lebens darauf angewiesen war, von seinen Bezugspersonen harmonische Signale zu empfangen. Anhand derer verstehen wir sowohl unsere eigenen Emotionen und Gedanken als auch die anderer. Dadurch können wir herausfinden, wer wir wirklich sind. Am besten gelingt dies, wenn unsere Bezugspersonen auch wahrlich daran interessiert sind, herauszufinden, aus welchem Grund wir bestimmte Emotionen empfinden. Diese spiegeln sie uns in der Folge auch zurück.

Empfindet ein Kind zum Beispiel Traurigkeit und beginnt es, zu weinen, könnten seine Eltern es fragen, was los ist und warum es so traurig ist. So spiegeln sie in ihrer Interaktion die Traurigkeit auf das Kind zurück und es lernt, dass das Weinen scheinbar ein Zeichen des Traurigseins ist. Durch ebensolche Erfahrungen können Kinder die Fähigkeit zur Mentalisierung entwickeln und lernen, zu verstehen, dass unsere Verhaltensweisen aus unseren internen Zuständen entspringen, die in Manifestationen von Emotionen, Gedanken und Wünschen zum Ausdruck kommen können.

Menschen, die unter der Borderline-Persönlichkeitsstörung leiden, haben derartige Interaktionen womöglich nie erlebt. Deshalb sind sie sich nicht bewusst darüber, dass ihr eigenes Handeln sowie das Handeln anderer Menschen einen Ursprung hat. Vielmehr denken sie, es käme aus dem Nichts. Auf der anderen Seite ist es möglich, dass sie unklar über ihre eigenen Gedanken und Gefühle sind und so nicht wirklich wissen, wer sie in Wirklichkeit sind.

Um Betroffene bei der Entwicklung ihrer Mentalisierungsfähigkeit zu unterstützen, greifen MBT-Therapierende hauptsächlich auf zwei wesentliche Elemente zurück. So versuchen sie in den wöchentlichen Einzeltherapiesitzungen zum einen, die Beweggründe ihrer Klienten zu erschließen, die sich hinter ihren Handlungen sowie hinter den Handlungen anderer verbergen könnten. Zudem versuchen sie, gemeinsam mit dem Betroffenen die Zusammenhänge zwischen den Verhaltensweisen, den Gefühlen sowie den Gedanken zu erkunden.
Zum anderen beschäftigen sich Betroffene während der wöchentlichen Gruppentherapiesitzungen mit ihren individuellen sowie den mentalen Zuständen

anderer. Außerdem ergründen sie den Zusammenhang dieser mentalen Zustände und ihren Verhaltensweisen. Dabei versuchen sowohl Betroffene als auch die Gruppenleiter, herauszufinden, welche Auswirkungen die eigenen Verhaltensweisen auf die mentalen Prozesse und das Handeln anderer Mitglieder der Gruppe haben und wie sie im Umkehrschluss selbst davon beeinflusst werden.

Ein grundlegender Unterschied zwischen der Mentalisierungsbasierten Psychotherapie und der Dialektisch-Behavioralen Therapie besteht darin, dass die MBT eine psychoanalytische Methode der Behandlung ist, während die DBT eine kognitive Verhaltenstherapie ist. Die psychoanalytische Methode gründet immer auf dem Gespräch zwischen Patient und Therapierendem, wobei der Erkrankte seinen Lebensweg reflektiert und auf diesem Weg unbewusste, innere Konflikte aus seiner Vergangenheit erkennen kann. Durch das Erkennen unbewusster Motive gelingt es dem Patienten dann wiederum, neue Lösungswege zu finden und seine Probleme zu bewältigen. Im Gegensatz zielt die kognitive Verhaltenstherapie darauf ab, sich seiner Einstellungen, Gedanken sowie Erwartungen klar zu werden und gleichzeitig Überzeugungen, die falsch und belastend sind, auszumachen und diese zu verändern. Somit ist die MBT verstärkt auf das Gespräch mit dem Therapierenden ausgerichtet, wobei Betroffene Einsichten über sich selbst und ihre zwischenmenschlichen Beziehungen erlangen möchten. Nicht selten kommt es jedoch vor, dass Klienten am Ende der Mentalisierungsbasierten Therapie ganz ähnliche Fertigkeiten wie bei einer DBT entwickelt haben. Große Studien von Bateman und Fonagy (2009, 2008, 1999) zu einer ambulanten Methode sowie einem Verfahren mit klinischen Aufenthalten, das sich über 18 Monate erstreckt hat, konnten aufzeigen, dass die Mentalisierungsbasierte Psychotherapie zu einer Verringerung der Suizidversuche, von Depressionen und von selbstverletzendem Verhalten geführt sowie Ängste abgebaut und den Umgang mit anderen Menschen innerhalb sowie außerhalb von Beziehungen verbessert hat. Darüber hinaus geht aus einer der Studien (2008) hervor, dass die MBT vielversprechende Langzeiteffekte aufweist und dass viele Fortschritte, die während der Behandlung erzielt wurden, noch fünf weitere Jahre nach Abschluss fortwährten.

Weitere psychologische Verfahren zur Behandlung

Sowohl die Dialektisch-Behaviorale Therapie als auch die Mentalisierungsbasierte Psychotherapie sind Behandlungsmethoden, deren Wirksamkeiten am besten belegt sind. Darüber hinaus gibt es weitere psychologische Methoden zur Behandlung der Borderline-Persönlichkeitsstörung, die Betroffene auf ihrem Genesungsweg unterstützen können. Weitere Verfahren, die sich in den vergangenen Jahren als wirksam erwiesen haben, sind etwa die Übertragungsfokussierte Psychotherapie, die Schematherapie sowie die Therapie zur Emotionsregulation innerhalb von Gruppen.

Die **Transference Focussed Psychotherapie** oder Übertragungsfokussierte Psychotherapie (TFP) wurde in Form eines Manuals von *John F. Clarkin*, *Otto F. Kernberg* und *Frank E. Yeoman* im Jahre 1998 beschrieben. Die TFP ist eine psychodynamische Behandlungsmethode, die sich auf die gegenwärtige Übertragungsbeziehung von Therapeut und Patient, auf die Gedanken und Reaktionen der Betroffenen innerhalb der Therapiesitzung sowie auf ihre vergangenen Erfahrungen mit ihren Bezugspersonen konzentriert.

Auch die **Schematherapie** ist eine Psychotherapie, die von *Jeffrey E. Young* nach *A. Becks* kognitiver Therapie für Persönlichkeitsstörungen in den 1990er Jahren in den USA entwickelt wurde. Die Schematherapie basiert auf der kognitiven Verhaltenstherapie, die sie um handlungs- sowie erlebnisorientierte Vorgehensweisen erweitert. Die Behandlungsmethode gründet auf der Annahme, dass es gewisse Grundschemata – also typische, das Verhalten steuernde Muster – gibt, die wir in unserer Kindheit erlernt haben. Diese Grundschemata sollen darauf abzielen, durch die Regulation der Verhaltensweisen anderer Menschen unsere wichtigsten psychischen Grundbedürfnisse zu befriedigen.

Da insbesondere Borderline-Persönlichkeiten Schwierigkeiten mit der Regulation ihrer Emotionen haben, bieten sich zur Behandlung spezielle **Gruppentherapien** an. Diese sind in der Regel auf 14 Wochen angelegt und zielen primär auf die Reduktion von selbstverletzenden Handlungen und anderen selbstzerstörerischen Verhaltensweisen ab. Dafür werden den Betroffenen verschiedene Möglichkeiten aufgezeigt, wie sie auf ihre Emotionen in den entsprechenden Situationen angemessen reagieren und sie somit regulieren können.

Darüber hinaus eignen sich für Borderline-Persönlichkeiten das **allgemeine psychiatrische Management** sowie die **supportive Psychotherapie**. Beim **allgemeinen psychiatrischen Management** wird in einer einmal wöchentlichen Einzeltherapie die Eigenständigkeit der Patienten gefördert, indem sich die Therapie gezielt auf die Verbesserung von zwischenmenschlichen Beziehungen konzentriert. Auch die **supportive Psychotherapie** ist eine nützliche Behandlungsmethode, bei der das Ziel des Therapierenden der Aufbau einer ermutigenden, unterstützenden und emotionalen Beziehung zum Betroffenen ist. Auf dieser Grundlage hofft er dann, seinem Patienten bei der Entwicklung verschiedener Verteidigungsmechanismen zu helfen. Auf der anderen Seite eignet sich die supportive Psychotherapie für gravierende Probleme wie Selbstverletzungen oder Suizidverhalten nicht. Es gibt durchaus einige psychologische Verfahren, die bei der Behandlung der Borderline-Persönlichkeitsstörung helfen, doch nicht immer werden alle Methoden im näheren Umfeld der Betroffenen auch angeboten. Das Positive ist jedoch, dass alle Behandlungsmethoden wichtige Elemente gemein haben. Auch wenn es also in der Nähe keinen Therapierenden gibt, der eine bestimmte Form der Behandlung anbietet, kann trotz dessen eine andere Methodik, die gemeinsame Elemente enthält, ebenso erfolgreich sein.

Nach Ansicht von Experten sollte eine BPS-Behandlung...

...klar strukturiert und gegliedert sein.

...die Häufigkeit impulsiver und/oder selbstzerstörerischer Handlungen und Verhaltensweisen verringern.

...ebenso Strategien zur Emotionsregulation sowie zu verschiedenen Lebensthemen vermitteln, die im Leben der Betroffenen Schwierigkeiten bereiten.

... sich unbedingt auf die Schwierigkeiten konzentrieren, die Borderline-Persönlichkeiten in zwischenmenschlichen Beziehungen haben.

Zudem sollten die Therapierenden in der Lage sein, Einfühlungsvermögen, Mitgefühl und Wertschätzung zum Ausdruck zu bringen, um zu ihrem Patienten ein stabiles und vertrauenswürdiges Verhältnis aufzubauen.

Wie sieht Borderline eigentlich aus?

SELBSTVERLETZUNG & SUIZIDALES VERHALTEN

Abgrenzungen

- **Selbstverletzung**: nicht lebensbedrohliche Verhaltensweisen und Handlungen, die die absichtliche Schädigung des Gewebes zum Ziel haben
- **Suizidversuch**: Handlung, die der klaren Intention folgt, sich selbst zu töten
- **Parasuizidale Handlungen & Hochrisikoverhalten**: Risikoreiche Selbstverletzungen, bei denen das Risiko des Todes geduldet wird, oder Handlungen, die enorm gefährlich, aber nicht intentional tödlich sind

Die sich selbstverletzende Borderline-Persönlichkeit

Selbstverletzende Verhaltensweisen sind eine mögliche Ausprägung des Spektrums der Selbstbeschädigung. Gleichwohl es eine Vielzahl kulturell akzeptierter Formen der Selbstbeschädigung (z. B. Tattoos, Extremsportarten, ungesunde Ernährung) gibt, treten Selbstverletzungen bei vielen seelischen Störungen auf. Die Motive für das selbstverletzende Verhalten sind dabei sehr unterschiedlich.

Ein potenzielles Motiv selbstverletzender Borderline-Persönlichkeiten ist zweifellos die **Regulation ihrer Gefühle**. Die Selbstbeschädigung aktiviert Neurotransmitter im Körper und schüttet gleichzeitig Endorphine aus – ähnlich wie Medikamente zur Beeinflussung von Stimmung und Emotionen führen. Subjektiv betrachtet nehmen Betroffene weniger Schmerz wahr, wenn sie sich selbst verletzen. Vielmehr steht währenddessen die **Spannungslösung** im Vordergrund, weshalb viele Borderline-Persönlichkeiten die Selbstverletzung zum Teil exzessiv nutzen.

Einige Betroffene führen ihre selbstverletzenden Handlungen unbewusst aus – oder ihnen ist der Zusammenhang zwischen ihrem Verhalten und ihren Emotionen nicht bewusst und sie empfinden ihr Verhalten deshalb als sinnlos und unverständlich. Außerdem ist die **Chronifizierungsgefahr** selbstverletzender Verhaltensweisen relativ hoch, da das selbstverletzende Verhalten zunehmend mehr Lebensbereiche betreffen kann. Im schlimmsten Fall führt diese Chronifizierung dazu, dass sich der Drang zum selbstverletzenden Verhalten verselbstständigt und Betroffene in dem Glauben lässt, sie könnten nichts dagegen tun. Bei einigen Betroffenen entwickelt sich aus diesem Verhalten sogar eine **Sucht**.

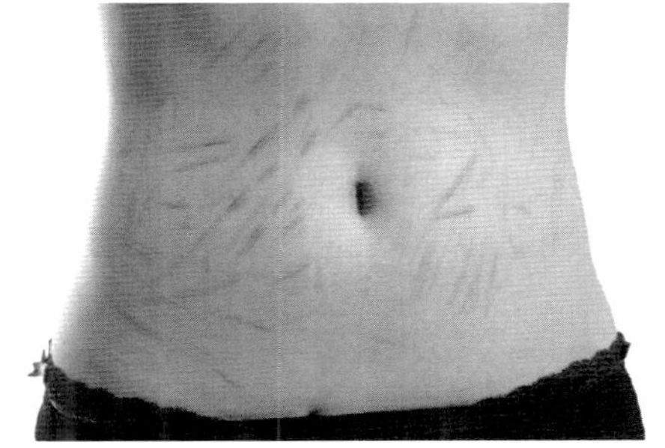

Extrem problematisch am selbstverletzenden Verhalten ist definitiv ihr (relativer!) Erfolg, denn bei Betroffenen reduzieren die Verletzungen tatsächlich innere Spannungszustände. Auch innerhalb ihrer Beziehungen können selbstzerstörerische Handlungen Betroffenen helfen, ihre Ängste und Unsicherheiten zu regulieren, was Helfende wiederum oftmals in eine schwierige Situation versetzt. Bestehen sie darauf, dass der Betroffene seine selbstverletzenden Verhaltensweisen beendet, verliert dieser sein Werkzeug, um seine inneren Spannungszustände zu regulieren. Daraufhin könnte die innere Spannung wieder ansteigen und den Drang zur Selbstverletzung eventuell sogar noch verstärken. Sobald die Helfenden das selbstverletzende Verhalten der Betroffenen jedoch akzeptieren, müssen sie sich einem inneren Kampf zwischen ihrem Selbstverständnis und ihrem Verantwortungsgefühl stellen.

Glauben Borderliner, sie könnten auf ihr selbstverletzendes Verhalten nicht verzichten, ist es durchaus möglich, dass bestimmte, weniger gefährliche Verhaltensweisen zeitweise toleriert werden, um bessere Alternativen zu erarbeiten. Sobald das Verhalten den therapeutischen Prozess jedoch stört oder andere

Menschen beeinträchtigt, ist es mit der Hilfe unvereinbar und zwischen Helfenden und Betroffenem sollte ein zukünftiger Umgang mit jenen Verhaltensweisen vereinbart werden.

Übersicht selbstverletzendes Verhalten

- wird zur Spannungsregulation eingesetzt
- im Umgang mit selbstverletzenden Verhaltensweisen sollten Alternativen priorisiert werden
- die Eigenverantwortung für selbstverletzendes Verhalten ist nicht eingeschränkt
- die Selbstverletzungen dürfen weder andere gefährden noch den Veränderungsprozess blockieren

Selbstmord & Persönlichkeitsstörung

Für Borderline-Persönlichkeiten hat die Suizidalität häufig dieselbe Funktion wie die selbstverletzenden Verhaltensweisen und wird ebenso zur **Regulation der Emotionen** angewandt. Hintergrund chronischer Suizidalität bei Borderlinern ist die Störung des Selbstbildes und das damit einhergehende Gefühl der Unzufriedenheit, mit dem Betroffene permanent zu kämpfen haben. Auch im Kontext der Suizidalität konnte in den vergangenen Jahren sowohl eine Ausweitung als auch eine Generalisierung beobachtet werden. Das führt dazu, dass die gesamten Überlegungen von Betroffenen durch den Gedanken an einen potenziellen Suizid durchdrungen sind. Unter Berücksichtigung eines baldigen Todes verliert die Gegenwart für Borderline-Persönlichkeiten all ihre Bedeutung, sodass es ihnen enorm schwerfällt, sich auf das gegenwärtige Leben zu konzentrieren.

Die Suizidalität von Betroffenen kann ohne Zweifel auch für Helfende gravierend und problematisch sein. Sprechen Borderline-Persönlichkeiten vermehrt von Suizidalität, zeigen **parasuizidale Gesten** oder bestehen potenzielle Suizidgedanken, sollten diese in jedem Fall ernst genommen und aufmerksam beobachtet werden. Erste Anzeichen einer möglichen Gefährdung sind zudem meistens sehr diskret. Auch bei chronischer Suizidalität befinden sich Helfende in einem Dilemma. Denn sobald diese ihrem Gefühl nach Verantwortung folgen, laufen sie Gefahr, in permanenter Angst und Sorge um den Betroffenen zu leben. Dieser

Zustand wird sie dauerhaft nicht nur überfordern, sondern auch die Beziehung untereinander gefährden. Ignorieren die Helfenden die suizidalen Gedanken und Handlungen der Betroffenen jedoch, könnten sich diese nicht ernst genommen fühlen. Nicht selten entwickeln Betroffene daraufhin die Tendenz, die Schwere ihrer Gefährdung für sich zu behalten und vor anderen zu verstecken. Grundsätzlich ist die Eigenverantwortung der Betroffenen auch beim suizidalen Umgang nicht eingeschränkt. Helfende und Betroffene sollten die Thematik offen diskutieren und gemeinsam das Potenzial der Gefährdung bestimmen. Durch einen offenen Umgang können dann mögliche Strategien, mit welchen man der Gefährdung entgegenwirkt, für die Zukunft entwickelt werden. Oftmals empfinden Betroffene es bereits als enorm hilfreich, wenn das Thema einfach nur angesprochen wird. So wird ihnen etwas Last von den Schultern genommen und sie können andere in ihre innere Welt des Erlebens einladen.

Oftmals ist es auch zweckmäßig, die Ursache für die erneute Entfachung der Suizidgedanken direkt anzusprechen und gemeinsam Möglichkeiten für eine Lösung zu erarbeiten. Helfende sollten jedoch in jedem Fall verhindern, dass die Beziehung zum Betroffenen einzig durch das Thema der chronischen Suizidalität bestimmt wird oder dass Helfende diesem emotional ausgeliefert sind. Vielmehr sollte die Zusammenarbeit beider Parteien konstruktiv gestaltet werden.

Übersicht Selbstmord & Persönlichkeitsstörung

- Borderline-Persönlichkeiten entwickeln oftmals Suizidgedanken und parasuizidale Gesten, die sich auf die Störung ihres Selbstbildes sowie ihres Selbstvertrauens zurückführen lassen
- eine chronische Suizidalität kann sich entwickeln, sobald die Suizidgedanken bei der Regulation des inneren emotionalen Gleichgewichts helfen
- dieses Thema sollte immer offen angesprochen werden
- das Ziel sind Reaktionen sowie Vereinbarungen für verschiedene Grade der Gefährdung
- die Suizidalität darf die Hilfebeziehung zwischen Betroffenen und Helfenden nicht bestimmen

Reiz & Physiologie von selbstverletzendem Verhalten

Selbstverletzendes Verhalten wird im ICD-10 nicht als eigenständige Krankheit klassifiziert, sondern als „vorsätzliche Selbstschädigung auf nicht näher bezeichnete Art und Weise" definiert. Das DSM-V bezeichnet selbstverletzende Handlungen hingegen als „nicht-suizidales Selbstverletzungssyndrom", das vorliegt, sobald sich Betroffene binnen eines Jahres an mindestens fünf Tagen vorsätzlich selbstbeschädigt haben.

Selbstverletzende Verhaltensweisen können oftmals auf **seelische Belastungen** zurückgeführt werden, die bereits seit einem längeren Zeitraum andauern. Darüber hinaus kann selbstverletzendes Verhalten in selteneren Fällen aus akuten seelischen Belastungen heraus entstehen. Zudem können Vernachlässigung, Hoffnungslosigkeit, ein geringeres Selbstwertgefühl sowie sexueller oder emotionaler Missbrauch zu Selbstverletzungen führen. Meistens sind selbstverletzende Verhaltensweisen jedoch ein **Symptom** oder eine **Komorbidität anderer psychischer Erkrankungen**, zu denen insbesondere die Borderline-Persönlichkeitsstörung gehört.

Für viele Betroffene ist das selbstverletzende Verhalten ein Ventil, mit dem sie innere Spannungszustände abbauen und psychischen Druck ablassen können und das ihnen ein Gefühl der körperlichen sowie psychischen Erleichterung schenkt. Für andere können die selbstzerstörerischen Verhaltensweisen aber auch eine Art **Selbstbestrafung** sein, durch die sie ihre Wut, die sie gegenüber sich selbst empfinden, zum Ausdruck bringen können.

Selbstverletzungen werden wohl am häufigsten zur Unterbrechung unangenehmer Gefühle oder überwältigender Erinnerungen eingesetzt. Insbesondere nach traumatischen Erlebnissen durchleben Betroffene immer wiederkehrende intensive Erinnerungen an ihr Trauma, durch das sie sich hilflos ausgeliefert fühlen. Durch das selbstverletzende Verhalten gelingt es ihnen, diesen Gefühlszustand temporär zu unterbrechen oder sogar zu lindern, wodurch die Selbstverletzung als Art **Bewältigungsstrategie** für die Betroffenen dient.

Welche Gründe Betroffene zu selbstverletzendem Verhalten veranlassen? Fast alle fühlen sich im Nachhinein erleichtert, entlastet und für kurze Zeit besser. Genau diese Gefühle führen dazu, dass sie ihre Handlungen wiederholen. Einige Betroffene verfallen, durch die anschließende körpereigene Ausschüttung von Endorphinen, mit der Zeit sogar in eine Art **Sucht**, diesen Zustand der Erleichterung immer wieder aufs Neue spüren zu wollen, sodass sie sich abermals Verletzungen zufügen.

Übersicht Reiz und Physiologie von selbstverletzendem Verhalten

- ist oftmals auf seelische Belastungen zurückzuführen
- meistens jedoch Symptom oder Komorbidität anderer psychischer Erkrankungen
- dient als Ventil, um innere Spannungszustände abzubauen, psychischen Druck abzulassen und um ein Gefühl der Erleichterung zu erleben
- kann auch eine Art Selbstbestrafung sein
- Suchtgefahr
- wird oftmals zur Unterbrechung unangenehmer Gefühle oder überwältigender Erinnerungen eingesetzt

KOMORBIDITÄT

Verschiedene vorliegende wissenschaftliche Studien zeigen eindeutig auf, dass zusätzlich zur Borderline-Persönlichkeitsstörung oftmals noch eine oder mehrere weitere Krankheiten, sogenannte **Komorbiditäten**, vorliegen.

McGlashan et al. (2000) konnten so etwa nachweisen, dass über 90 % der Betroffenen unter affektiven Erkrankungen leiden, zu denen etwa Depressionen zählen. Darüber hinaus merkten sie an, dass die Mehrheit der Borderline-Persönlichkeiten mindestens zwei weitere Persönlichkeitsstörungen aufweisen. Außerdem konnten sie belegen, dass bis zu 60 % der BPS-Betroffenen unter posttraumatischen Belastungsstörungen leiden. Prasad et al. (1997) zeigten auf, dass zwischen 25 und 90 % der BPS-Betroffenen mit Angststörungen zu kämpfen haben. Dulit et al. (1990) geben einen Missbrauch von Substanzen bei Borderline-Persönlichkeiten mit 20–70 % an und Zanarini et al. (1998) verweisen bei etwa 60 % der Betroffenen auf Essstörungen. Des Weiteren treten bei etwa 65 % der Betroffenen dissoziative Phänomene auf, so Sar et al. (2006). Psychotische Symptome als Komorbidität einer Borderline-Persönlichkeitsstörung werden in der Literatur sehr unterschiedlich beschrieben. So finden sich etwa Werte von 1 % bei Zanarini et al. (1998) und Werte von bis zu 62 % bei Perry (1988).

Essstörungen

Der Studie von Zanarini et al. aus dem Jahr 1998 zufolge leiden etwa 53 % der BPS-Betroffenen an einer Essstörung, wobei die Dunkelziffer ggf. noch wesentlich höher ist. Somit kommt den Essstörungen neben den Depressionen die höchste Komorbiditätsrate zu.

Eine Essstörung ist eine Störung des Verhaltens, die durch die permanente emotionale sowie gedankliche Beschäftigung mit dem Essen gekennzeichnet ist und sehr ernst genommen werden sollte. Die Essstörung beeinträchtigt die Betroffenen oftmals in ihrem Lebensmut, ihrer Leistungsfähigkeit, in ihren zwischenmenschlichen Beziehungen oder ihrer Position innerhalb der Gesellschaft. Grundsätzlich werden Essstörungen nach dem ICD-10 wie folgt untergliedert:

- F50.0 Anorexia nervosa (Magersucht – krankhaftes Bedürfnis, sein Gewicht zu verringern)
- F50.1 Atypische Anorexia nervosa (untypische Magersucht – weist die klassischen Merkmale einer Anorexia auf, wobei das Gewicht der Betroffenen im oder über dem Normalbereich liegt)
- F50.2 Bulimia nervosa (Ess-Brech-Sucht – Betroffene verspüren ein unkontrolliertes Verlangen nach Essen, führen im Anschluss aber sofortige gewichtsreduzierende Maßnahmen durch)
- F50.3 Atypische Bulimia nervosa (untypische Ess-Brech-Sucht – weist die klassischen Merkmale einer Bulimia auf, wobei der Zeitraum, in dem in Übermaßen gegessen wird, sowie der Zeitraum, in dem die Gegenmaßnahmen stattfinden, kürzer ist)
- F50.4 Essattacken bei anderen psychischen Störungen
- F50.8 Sonstige Essstörungen

Die jeweiligen Unterformen der Essstörung können sich dabei entweder abwechseln oder ineinander übergehen. Aus diesem Grund geht auch in etwa 20 % der Fälle eine Bulimie aus einer Magersucht hervor.

BPS-Erkrankte verfallen oftmals einer Essstörung, um übermäßigen Stress zu kompensieren, Kummer zu bewältigen oder nutzen sie als Ersatz verdrängter Emotionen und Bedürfnisse sowie als Ausweg seelischer Probleme. Daneben kann natürlich auch das instabile Selbstbild, das geringe Selbstwertgefühl oder die gestörte Körperwahrnehmung der Borderline-Persönlichkeiten die Ursache für die Essstörung sein. Besonders häufig entwickeln Borderline-Betroffene eine Essstörung auch als Folge von selbstschädigendem Verhalten, auf das sie als eine Art verzweifelten Lösungsversuch im Umgang mit ihrem seelischen Druck zurückgegriffen haben.

Dissoziation

Darüber hinaus leiden BPS-Erkrankte häufig an Dissoziationen. In der Psychologie werden diese als Trennung von Inhalten des Gedächtnisses sowie der Wahrnehmung, die unter normalen Umständen assoziiert ist, beschrieben. Aufgrund dieser Trennung kann die integrative Funktion des Bewusstseins, der Wahrnehmung, der Identität sowie des Gedächtnisses unter einer Beeinträchtigung leiden.

Jeder Mensch kann einen dissoziativen Zustand erleben – etwa, wenn wir gestresst nach einem anstrengenden Arbeitstag wieder nach Hause fahren, wenn wir uns stark konzentrieren oder aber auch während routinemäßiger Handlungen, zum Beispiel dem Autofahren. Borderline-Betroffene erfahren diese dissoziativen Zustände jedoch noch extremer und noch intensiver als nicht erkrankte Menschen.

Denn Dissoziationen treten überwiegend in gestressten Phasen auf oder wenn sich Betroffene subjektiv bedroht fühlen. Die polymorphe Störung kann entweder zu einem partiellen oder sogar zu einem vollständigen Verlust der psychischen Funktionen führen. Hierzu zählen unter anderem der Verlust der Selbstwahrnehmung, der eigenen Gefühle und Empfindungen, der Beachtung der Umgebung, der Kontrollfunktion sowie der Verlust mehrerer körperlicher Bewegungen und des Erinnerungsvermögens. Die Ausprägung des Fähigkeitenverlustes kann dabei stündlich variieren, sodass Betroffenen die Erinnerung an einzelne Minuten, Situationen oder Begegnungen fehlen kann.

Borderline-Persönlichkeiten haben häufig mit dem Gefühl der Derealisation oder der Depersonalisation zu kämpfen. Bei der Derealisation haben Betroffene das Gefühl, dass ihre Umgebung fremd und unwirklich ist – bei der Depersonalisation fühlen sich Betroffene beim Blick in den Spiegel selbst fremd.

Weitere wesentliche Kennzeichen einer Dissoziation bei BPS-Erkrankten sind das fehlende Empfinden für Hunger und Schmerz, das Auftreten von Gedächtnislücken sowie die veränderte Wahrnehmung der Zeit. Zudem treten während einer dissoziativen Episode manchmal psychotische Symptome auf, die den vorübergehenden Realitätsbezug von Betroffenen bedingen. Jene Symptome können sich unter anderem durch optische oder akustische Halluzinationen, krankhaftes Misstrauen sowie den starken, aber unbegründeten Glauben, der Partner würde die Beziehung beenden wollen, äußern. BPS-Erkrankte empfinden die dissoziativen Symptome oftmals als sehr beängstigend und sehen selbstverletzende Verhaltensweisen häufig als einzigen Ausweg.

Paranoia

Unter dem Terminus Paranoia definiert die Medizin psychische Störungen, bei welchen die Umgebung von den Betroffenen als verzerrt und misstrauisch wahrgenommen wird und zudem ein gewisser systematisierter Wahn entscheidend ist. Doch BPS-Erkrankte beurteilen ihr Umfeld nicht nur verdreht, sondern zeichnen sich häufig auch durch extrem feindselige und bösartige Haltungen sich selbst gegenüber aus.

Bei vielen Borderline-Betroffenen kommt die Paranoia durch Gedanken, ihre Mitmenschen würden sie permanent beobachten, über sie reden und sich über sie lustig machen, zum Ausdruck. Darüber hinaus glauben BPS-Erkrankte, dass sie von anderen Menschen nicht gemocht werden und alle anderen gegen sie wären.

Im Umgang mit diesen Gedanken verstellen sich Borderline-Persönlichkeiten entweder und verstecken ihr wahres Ich oder sie kommen niemandem zu nahe und schenken somit auch keinem ihr Vertrauen.

Borderline-Betroffene bevorzugen das Alleinsein, weil sie dadurch vermeintlich nicht enttäuscht, verletzt und vorgeführt werden können. Der permanente Glaube, sie würden ständig von jedem beobachtet werden, zieht sich durch ihr gesamtes Leben. Aus diesem Grund übt ihr starker Wunsch danach, anderen keinerlei Angriffsfläche zu bieten, auch enormen Druck auf sie aus, unter keinen Umständen Fehler zu begehen.

Borderliner sind vertraut mit Gefühlen der Befangenheit und der mangelnden Entspannung. Sie sind fest davon überzeugt, zu wissen, welche Ansichten ihre Mitmenschen in Wirklichkeit besitzen. Aufgrund dessen verstellen sie sich oftmals in der Gesellschaft anderer, denn nur dadurch können sie sich diesen vermeintlichen Vorstellungen auch anpassen. Auch wenn diese Verhaltensweisen enorm anstrengend sind und negative Auswirkungen auf ihr instabiles Selbstbild haben, sehen sie meist keine andere Option.

Das paranoide Symptom des BPS-Erkrankten beschränkt sich jedoch nicht nur auf zufällige Begegnungen und fremde Menschen, sondern auch auf Mitglieder der Familie, enge Freunde sowie Bekannte. Deshalb ist jede Art von Beziehungsführung für Angehörige von Borderline-Persönlichkeiten auch so schwierig. Denn Betroffene zweifeln immer wieder am Fundament der Beziehung, was es ihnen beinahe unmöglich macht, ein vertrauliches und harmonisches Verhältnis aufbauen zu können. Stattdessen tendieren sie vielmehr dazu, selbst die bestgemeinten und aufrichtigsten Worte zu verdrehen und auf eine ganz neue Art und Weise zu interpretieren. Ihrer Umwelt unterstellen sie permanent unbewusst boshafte Intentionen und es fällt ihnen unglaublich schwer, zu entspannen und sich angenommen fühlen zu können.

Psychose

Der Terminus Psychose bezeichnet schwere psychische Störungen, die bei Betroffenen vorübergehend oder anhaltend zum Realitätsverlust führen. Während einer Psychose nehmen Betroffene nicht nur sich, sondern auch ihre Umwelt anders wahr, weshalb Halluzinationen sowie Wahnvorstellungen typische Kennzeichen einer Psychose sind. Darüber hinaus entwickeln Betroffene häufig Denkstörungen sowie Störungen in der Motorik.

Eine Psychose entwickelt sich oftmals aus einer Ich-Störung, depressiven Verstimmungen, Angstzuständen, Verletzungen oder Drogenkonsum heraus, weshalb BPS-Erkrankte von einer Psychose betroffen sein können.

Psychosen kommen bei Betroffenen unter anderem in Störungen des Denkens sowie der Konzentration, in innerer Leere, Ängsten, Halluzinationen, emotionalen Veränderungen, Depressionen, dem Einbruch der Leistungsfähigkeit, Antriebslosigkeit, Feindseligkeit, Misstrauen, Schlafstörungen, nachlassender Lebensfreude sowie Ich-Störungen und starkem Ich-Bezug zum Ausdruck.

Achterbahnfahrt für Fortgeschrittene

Borderline & Beziehungen

TRAGFÄHIGE BEZIEHUNGEN AUFBAUEN

Grundsätzlich sind BPS-Erkrankte genauso zu längeren Partnerschaften fähig wie Menschen, die nicht an der Borderline-Persönlichkeitsstörung erkrankt sind. Denn Betroffene haben, genauso wie diejenigen ohne Störung, das Bedürfnis nach Sicherheit, Geborgenheit, Liebe und einer glücklichen Beziehung, in der sie von ihrem Partner geliebt, unterstützt und umsorgt werden. Dabei schätzen BPS-Erkrankte insbesondere die Anerkennung, die ihnen von ihrem Partner vermittelt wird und ihrem Selbstwertgefühl sowie der Stabilität ihres Selbstbildes hilft. Außerdem füllt die Liebe des Partners die innere Leere der Betroffenen und spendet ihnen somit den nötigen Halt.

Borderline-Persönlichkeiten leben in Extremen. Sie sind in einem Moment von ihren Emotionen überwältigt, fühlen im nächsten aber bereits nichts weiter als innere Leere, sodass sie sogar ihre eigene Existenz anzweifeln. Sie vermeiden das Alleinsein und beenden die Beziehung zu ihrem Partner, damit sie selbst nicht verlassen werden können. All das sind wesentliche Merkmale einer gestörten Affektregulation, die der Borderline-Persönlichkeitsstörung zugrunde liegt. Zwischenmenschliche Beziehungen mit Borderline-Betroffenen gleichen einer Achterbahnfahrt der Gefühle. Genau wie alle anderen Beziehungsstörungen weist auch die Borderline-Persönlichkeit gewisse Merkmale innerhalb der Beziehungs- und Interaktionsgestaltung auf, die im DSM-IV wie folgt angegeben werden:

- Argwohn und Misstrauen
- Missachtung der Rechte anderer Menschen
- Verlangen nach Aufmerksamkeit
- soziale Hemmung
- Distanzierung innerhalb sozialer Beziehungen
- enorme Angst in engen Beziehungen
- Instabilität innerhalb zwischenmenschlicher Beziehungen
- starkes Verlangen, von anderen bewundert zu werden
- anhängliche Verhaltensweisen

Die zentrale Problematik liegt wohl darin, dass BPS-Erkrankte weder durchgängig in Partnerschaften sind noch ohne sie leben können. Denn das Beziehungsverhalten von Borderline-Persönlichkeiten zeichnet sich durch ein Wechselspiel aus Nähe- und Distanzproblemen aus. So besteht bei BPS-Erkrankten zum einen die Sehnsucht nach vollkommener Bedürfnisbefriedigung durch andere Menschen, die Suche nach Beziehungen sowie der Wunsch, sich binden zu wollen. Zum anderen stoßen BPS-Erkrankte ihren Partner durch die Angst vor seelischen Verletzungen jedoch auch immer wieder von sich weg.

Darüber hinaus leben Borderline-Persönlichkeiten in einer Welt, die durch Instabilität gekennzeichnet ist. Oftmals sind sie nicht in der Lage, ihre eigenen Bedürfnisse nach Liebe, Sicherheit und Nähe zu erkennen, Verantwortung für sich selbst zu übernehmen oder sich selbst eigene Grenzen zu setzen. Durch die klassischen Symptome einer Borderline-Persönlichkeitsstörung müssen Erkrankte immer wieder emotionale Krisen bewältigen, die sich auch durch das Beziehungsleben ziehen. Daraufhin entstehen auch zwischen den beiden Partnern unvermeidliche, extreme emotionale Belastungen, die häufig in einem belanglosen Streit enden, der den Beginn einer unkontrollierbaren Kettenreaktion markiert.

In diesen Momenten vergessen BPS-Betroffene, dass ihr Partner auch positive und liebevolle Eigenschaften besitzt, und betrachten diesen ausschließlich als böse und hassenswert. Durch die verzerrte Wahrnehmung der Realität gelingt es Borderlinern nicht mehr, den Zusammenhang zwischen Auslöser und Reaktionsmöglichkeit zu erkennen. Sie können Gefühle nur noch unbewusst wahrnehmen, was zu Spannungszuständen führt, die mit Verhaltensweisen bekämpft werden, die für die destruktive Borderline-Persönlichkeit typisch ist.

Die meisten beziehungsdestruktiven Verhaltensweisen geschehen unbewusst, wobei Betroffene in der Regel relativ schnell merken, was sie angerichtet haben, und ihrem Partner deshalb Reue entgegenbringen. Grundlage jeder Beziehung mit einem Borderline-Betroffenen ist wohl, dass sich der Partner grundsätzlich erst einmal gut über das Krankheitsbild informiert. Zum Beispiel gibt es oft die Möglichkeit von Gruppentreffen, in denen unter anderem Partner von BPS-Betroffenen zum Austausch zusammenkommen können. Oftmals hilft das Gespräch mit vertrauenswürdigen Menschen, die wichtige Impulse geben können, wenn man selbst nicht mehr weiterweiß.

Zudem ist es wichtig, dass Partner von BPS-Erkrankten ihre eigenen Grenzen ziehen und diese auch einhalten. Denn die meisten Borderline-Persönlichkeiten haben nicht gelernt, was es bedeutet, Grenzen zu ziehen, und können sich dadurch ein Vorbild nehmen. Transparente und eindeutige Verhaltensweisen bringen Klarheit und somit auch Orientierung mit sich. Weiterhin sollten Partner von BPS-Erkrankten zuverlässig, einfühlsam, sensibel und ehrlich sein und nicht durch Lügen oder Ignoranz zu möglicher Verunsicherung beitragen. Stattdessen sollten sowohl die eigenen Gefühle als auch die eigenen Bedürfnisse klar kommuniziert und diese auch nicht immer wieder hinten angestellt werden. Denn dadurch scheitert früher oder später jede Beziehung – ganz gleich, ob diese mit einem Borderliner geführt wird oder nicht.

Darüber hinaus sollten Partner herausfinden, an welchem Punkt ihre eigene Leidensfähigkeit ausgeschöpft ist und das weitere Führen der Partnerschaft ihnen selbst enormen psychischen, körperlichen und/oder psychosomatischen Schaden zufügen würde.

Sollte die Beziehung zum BPS-Erkrankten dann doch scheitern und ist eine Trennung die einzige Lösung, hilft es, über einen Notfallplan zu verfügen. Denn ein Notfallplan mindert zum einen mögliche Schuldgefühle und hilft, bei der Trennung konsequent zu bleiben. Zum anderen sorgt er dafür, dass der BPS-Erkrankte unmittelbar nach der Trennung jemanden hat, der für ihn da ist (Familie, Freunde, Therapierende).

Für eine Beziehung mit einem Borderline-Betroffenen können diese Empfehlungen zusammengenommen zwar hilfreich sein, sie sind auf der anderen Seite für dessen Erfolg aber keine Garantie. Entscheidend ist, dass der BPS-Betroffene professionelle Hilfe in Anspruch nimmt und niemals aufhört, an sich selbst zu arbeiten. Langfristige, stabile und erfolgreiche Beziehungen, in denen sich beide Partner auf Augenhöhe begegnen, können ohne nämlich nicht funktionieren.

OFFENE KOMMUNIKATION

BPS-Erkrankte haben in den „guten Phasen" ihrer Krankheit nicht nur eine offene Art, sondern begeistern ihren Partner ebenso durch ihre brennende Leidenschaft, Hingabe und ihre tiefen Gefühle. Viele Borderline-Persönlichkeiten sind charmant und geben in heiteren Phasen viel von sich.

Über kurz oder lang erleben die Partner von Borderlinern dann jedoch die Schattenseite, die mit der Krankheit einhergeht. Betroffene durchleben enorme emotionale Einbrüche, die häufig ohne eindeutigen Grund entstehen und den BPS-Erkrankten durch tiefe Krisen führen. Der Wunsch, permanente Nähe des Partners zu spüren, verschwindet plötzlich gänzlich und Abwertung, Ablehnung, Rückzug und Eifersucht treten zutage.

Die innere Leere, die Borderline-Persönlichkeiten fühlen, können von ihrem Partner nicht gefüllt werden. Trotzdem unternehmen sie hilflose Versuche, ihren erkrankten Partner aus seinem Loch zu ziehen, doch dort heraus schafft er es nur selbst. Die Beziehung mit einem Borderliner verläuft deshalb häufig wie ein Wechselspiel aus Anziehung und Ablehnung und ist von der Botschaft: „Komm her und geh wieder weg!" geprägt.

An ihren Partner haben sie oftmals sehr hohe Erwartungen, sehnen sich nach bedingungsloser Liebe, Zuneigung und Aufmerksamkeit. Auf der anderen Seite gelingt es ihnen nicht, diese Erwartungen auch offen zu kommunizieren, weshalb ihnen ihr Partner nicht immer das geben kann, was sie sich wünschen. In Momenten wie diesen kann zum Beispiel die sogenannte SET-Kommunikation helfen:

Die SET-Kommunikation

Die SET-Kommunikation ist eine Gesprächstechnik, die von Jerold J. Kreisman und Hal Straus entwickelt wurde und zur Behandlung der Borderline-Persönlichkeitsstörung eingesetzt wird. Die Kommunikation mit einem BPS-Erkrankten scheitert oftmals daran, dass sich Betroffene nicht verstanden oder unterstützt fühlen. Die SET-Kommunikation ist für Angehörige sowie Therapierende entwickelt worden und kann täglich Anwendung finden. Die Gesprächstechnik nutzt dabei drei entgegengesetzte Aussagen, die in der Summe ein Gleichgewicht bilden sollen:

- **S:** steht für Support (Unterstützung), wobei der Sprechende versichern soll, dass er dem anderen Unterstützung entgegenbringen möchte.
- **E:** steht für Empathy (Mitgefühl), wobei der Sprechende verdeutlichen soll, dass er sich in seinen Gegenüber hineinversetzen und dadurch nachvollziehen kann, dass Veränderung immer schwer ist. Mitgefühl darf in diesem Kontext jedoch nicht mit Mitleid oder Identifikation verwechselt werden.
- **T:** steht für Truth (Wahrheit), wobei der Sprechende die realistischen Folgen der bisher gezeigten Verhaltensweisen des Patienten zum Ausdruck bringen soll. Wichtig dabei ist, dass diese Konsequenzen ohne Vorwürfe ganz sachlich formuliert werden. Denn hierbei geht es darum, dem Betroffenen die Verantwortung zu geben, damit dieser seine Handlungsmöglichkeiten wahrnehmen kann.

Die Interaktion mit einem BPS-Erkrankten sollte alle drei Elemente des dreiteiligen Kommunikationssystems beinhalten.

Unterstützung: Beim ersten Element, der Unterstützung, wird eine persönliche Stellungnahme (die Sorge) zum Ausdruck gebracht, zum Beispiel: *„Ich mache mir wirklich große Gedanken und Sorgen um dich."* Die Betonung der Aussage liegt dabei auf den Emotionen des Sprechenden und bringt seine helfende Intention zum Ausdruck.

Mitgefühl: Das zweite Element, das Mitgefühl, ist der Anerkennungsversuch der chaotischen Gefühle des BPS-Erkrankten, zum Beispiel: *„Du musst dich wirklich sehr schlecht fühlen."* Wie bereits erwähnt, darf das Mitgefühl nicht mit Mitleid (*„Du tust mir so leid", „Ich bedaure dich so sehr"*) oder Identifikation (*„Ich weiß genau, wie es dir geht, weil ich selbst bereits in dieser Situation war"*) verwechselt werden. Diese Verwechslung könnte im schlimmsten Fall dazu führen, dass sich Betroffene herablassend behandelt fühlen, und zu einem Wutausbruch führen. Vielmehr sollte das Mitgefühl immer neutral zum Ausdruck gebracht werden und so wenig wie möglich Bezug zur eigenen Gefühlswelt haben.

Wahrheit: Das dritte Element, die Wahrheit, unterstreicht die Eigenverantwortung des Borderliners und betont dabei, dass diese auch nicht durch die helfenden Versuche anderer abgenommen werden kann. Die Wahrheitsaussagen zeigen – anders als die Unterstützung und das Mitgefühl, die subjektive Aussagen sind und die Gefühlswelt des Betroffenen anerkennen –, dass ein Problem vorliegt. Sie beziehen sich auf die nächsten Handlungsschritte, die man geht, um eine Lösung zu finden, oder zeigen die Aktionen des Sprechenden auf, mit denen er auf das Verhalten des Betroffenen reagiert. Wahrheitsaussagen sollten immer neutral, sachlich und ohne Schuldzuweisung zum Ausdruck gebracht werden, zum Beispiel: *„Das ist passiert und bringt folgende Konsequenzen mit sich ...", „Damit kann ich helfen, was möchtest du tun?"* Das Wahrheitselement ist für den BPS-Erkrankten nicht nur die wichtigste aller drei Komponenten, sondern gleichzeitig auch die schwierigste, weil er realistische Konsequenzen zu großen Teilen entweder vollkommen ausschließt oder diese zurückweist.

Dieses Kommunikationsmodell hat jedoch keine Garantie, dass der Betroffene diese drei Elemente gleichzeitig integrieren kann. Wird eine der drei Botschaften nicht deutlich kommuniziert oder vom Borderliner nicht gehört, können Beschuldigungen oder Abgrenzung die Folge sein. So führt die Umgehung der Unterstützungsstufe zum Beispiel zu der Anschuldigung, der andere sei nicht verständnisvoll oder wolle mit dem Betroffenen nichts zu tun haben. In der Folge flüchten Borderline-Persönlichkeiten aus weiteren Gesprächen. Der unfähige Ausdruck von Mitgefühl führt unter anderem dazu, dass Betroffene das Gefühl bekommen, auf Missverständnis für die eigenen Lebensumstände zu stoßen. Wird das Wahrheitselement nicht eindeutig kommuniziert, interpretieren BPS-Betroffene die Einwilligung anderer entsprechend ihren eigenen Bedürfnissen. Das äußert sich meistens in der Bestätigung dafür, dass andere die Verantwortung für das Leben der Betroffenen übernehmen, oder aber, dass die eigenen Wahrnehmungen Unterstützung finden. Sobald eine Beziehung das Gewicht der unrealistischen Erwartungen nicht mehr tragen kann, löst sich die fragile Verbindung zwischen Borderlinern und anderen Menschen schlussendlich auf.

KONFLIKTE AUSHALTEN UND AUSAGIEREN

Für viele Menschen gehen Beziehungen mit Herausforderungen einher, denn sie bedeuten, auch einmal zurückstecken zu müssen, Kompromisse einzugehen und Lösungen für Konflikte zu finden. Diese Herausforderungen sind vor allem für Borderline-Persönlichkeiten besonders schwer zu bewältigen. Ihre permanenten Stimmungsschwankungen, ihre niedrige Frusttoleranz und ihre Impulsivität verlangen von ihren Beziehungen so einiges ab und überfordern BPS-Erkrankte, die in der Folge häufig mit Wut, Reizbarkeit und Rückzug reagieren.

Insbesondere wegen ihrer impulsiven und unerwarteten Verhaltensweisen und Handlungen neigen Borderline-Persönlichkeiten oftmals zu Streitigkeiten und Konflikten, die sie häufig nicht im Stande sind, zu lösen. Die entstehenden Konflikte haben dabei meist einen als unbedeutend erscheinenden Auslöser, weshalb Partner oftmals die Ursache für die Streitigkeiten nicht nachvollziehen können. Für den BPS-Erkrankten dreht sich der Streit primär nicht um die Sache, über die gestritten wird, sondern er ist vielmehr ein Spiegelbild seiner inneren Zerrissenheit, die vom Partner unterschätzt wird, der das nicht erkennen kann. Auf den Konflikt folgt häufig eine emotionale Versöhnung, durch die der Partner den Eindruck gewinnt, dass alles wieder in Ordnung sei. Der Konflikt tobt im Betroffenen unterschwellig jedoch weiter, da er in keinerlei Verbindung zur eigentlichen Streitursache stand, sondern aus seiner inneren Zerrissenheit heraus entstanden ist. Ursache dieser inneren Zerrissenheit ist womöglich das Nähe-Distanz-Problem, mit dem Borderline-Persönlichkeiten zu kämpfen haben. So wünschen sich BPS-Betroffene auf der einen Seite innige Nähe, die in ihnen auf der anderen Seite jedoch auch Panik auslöst, welche sie wiederum dazu drängt, zu gehen.

Gespräche mit Borderline-Persönlichkeiten können manchmal in hitzige Wortgefechte ausarten, obwohl das den Absichten der Beteiligten widerspricht. Im Vorfeld sollten daher Absprachen zu möglichen Auszeiten gemacht werden. Doch neben Auszeiten sollten Angehörige von BPS-Betroffenen noch über weitere Strategien verfügen, um einem erbitterten Streitgespräch zu entfliehen.

Schritt zurück

Der erste und womöglich wichtigste Punkt ist, dass Angehörige in hitzigen Situationen einen Schritt in ihrem Inneren zurückgehen, aufhören, zu sprechen, und wahrnehmen, welche Gefühle sie gerade empfinden. Welche Emotionen das auch sein mögen, sie sollten diese so akzeptieren, wie sie sind. In Momenten wie diesen hilft es, erst einmal tief durchzuatmen, eine entspannte Körperhaltung einzunehmen, die Muskeln von jeglicher Anspannung zu lockern, vollkommen bei sich selbst zu sein und die eigene Aufmerksamkeit vollständig auf die eigenen Gefühle zu lenken.

Schadensbegrenzung

Der zweite, daran anknüpfende Punkt ist die Schadensbegrenzung, um konfliktreiche Situationen nicht noch weiter zu verschlimmern. Falls Angehörige von BPS-Erkrankten also möglicherweise Dinge gesagt haben, die sie gar nicht so gemeint haben und nun bereuen, sollten sie einen Moment lang innehalten und sich so lange in Schweigen üben, bis sie wieder sachlich, konstruktiv und freundlich kommunizieren können.

Deeskalation

Darüber hinaus kann das Senken der eigenen Stimme bzw. des Tonfalls oftmals zur Deeskalation eines Konfliktes beitragen. Das gilt insbesondere dann, wenn die Situation so weit vorangeschritten ist, dass sich beide Parteien nur noch anschreien. Stattdessen sollten Angehörige eine entspannte und nicht bedrohlich wirkende Körperhaltung einnehmen und zu dem BPS-Erkrankten mit sanfter und ruhiger, aber nicht herablassender Stimme sprechen. Denn sobald beide ihre Stimme erheben, steigen Körperhaltung, Verhaltensweisen und Tonfall des einen als Reaktion auf den anderen exponentiell an. Das Absenken des eigenen Erregungspegels führt hingegen dazu, dass auch der Gegenüber ruhiger wird.

„Ignorieren"

Der letzte wichtige Punkt für das Krisenmanagement in Streitgesprächen mit Borderline-Betroffenen ist, dass Angehörige auf verbale Kritik oder Attacken nur dann reagieren sollten, wenn dies absolut notwendig ist. In Momenten, in denen die Atmosphäre so sehr aufgeheizt ist, dass Borderliner ihren Gegenüber mit Worten angreifen und womöglich auch heftig beleidigen, ist es häufig am ratsamsten, darüber einfach hinwegzusehen. Die Dialektisch-Behaviorale Therapie bezeichnet diese Lösungsstrategie als *Ignorieren von Attacken*, wobei die Angriffe des Borderliners einfach ins Leere gelaufen lassen werden und diesen keinerlei Beachtung geschenkt wird. Ein Gegenschlag würde sehr wahrscheinlich lediglich dafür sorgen, dass die Diskussion noch weiter angeregt wird und sich beide die Fehler des jeweils anderen vorwerfen.

Befürchten Angehörige jedoch, dass der BPS-Betroffene in hitzigen Situationen gewalttätig werden könnte, hat ihre eigene Sicherheit Vorrang. Aus diesem Grund ist es ratsam, vorab einen Notfallplan auszuarbeiten, bei dem Vorkehrungen für einen sicheren Zufluchtsort und eine helfende Hand getroffen werden.

Mit Borderline leben: Umgang mit der Erkrankung

ALLTAGSROUTINEN ENTWICKELN

Zu wissen, was BPS-Betroffene tun sollten, wenn ihre starken Gefühle gefährliche Impulshandlungen antreiben, ist für die Genesung zwar wichtig und hilft, einigen Risiken wirksam zu begegnen, jedoch sind die Handlungen in Krisensituation nur ein einziger Baustein von vielen. Genauso wichtig ist es, bestimmte Strategien in den Alltag zu integrieren und sie zu Routinen werden zu lassen. Nur so kann eine vollkommen gesunde, das psychische Wohlbefinden fördernde Lebensweise entwickelt werden.

Stressfaktoren erkennen

Stress teilt dem Körper mit, dass Ressourcen auf unterschiedliche Art und Weise stärker beansprucht und teilweise aufgebraucht werden. Er ist Teil unser aller Leben und lässt sich nicht immer vermeiden. Dieser negative Stress wird als **Distress** bezeichnet, wohingegen der Begriff **Eustress** positiven Stress meint. Psychologen glauben, dass Stress nicht einseitig negativ ist und schlechte Folgen hat, sondern sich auch positiv auswirken kann – so machen uns Stresshormone bis zu einer gewissen Grenze sogar leistungsfähiger und wirken euphorisierend.

Stehen wir jedoch dauerhaft unter Spannung, lastet der Distress wie ein schweres Gewicht auf unserem Körper und unserem Geist und schränkt uns in unseren üblichen Fähigkeiten ein. Dabei beeinflusst er außerdem unsere Gefühle, unsere Denkprozesse, unseren Schlaf sowie unseren Appetit.

Sind unsere Ressourcen irgendwann aufgebraucht, sind wir zunehmend gereizt, fühlen uns ausgelaugt und spüren innere Anspannung. Darüber hinaus wirkt sich der Stress auf unsere Fähigkeit zur Emotionssteuerung aus. Wir spüren, dass die Intensität unserer Emotionen mit steigender Überlastung zunimmt und es uns immer weniger gelingt, alltägliche Situationen effektiv zu bewältigen.

Doch auch, wenn Stress unvermeidbar ist, gibt es einige Strategien, um seine Folgen auf Ihr Leben einzuschränken. Dafür sollten Sie sich als Erstes bewusst machen, welche Arten von Situationen oder Ereignissen bei Ihnen vermehrt Stress auslösen. Am besten nehmen Sie sich dafür zu Beginn jeder neuen Woche etwas Zeit, um Ihre Stressfaktoren, denen Sie wahrscheinlich in der kommenden Woche begegnen werden, ausfindig zu machen und aufzuschreiben. Dieser Vorausblick wendet die bevorstehenden Stresssituationen zwar nicht ab, hilft Ihnen jedoch, Ihre potenziellen Stressquellen sowie deren Konsequenzen zu erkennen und bewusst wahrzunehmen.

Sobald Sie sich dieser Situationen bewusst sind, können Sie sich besser auf sie vorbereiten und beispielsweise Zeit zur Entspannung einplanen. Wenn Sie feststellen, dass die neue Woche viele zu erledigende Dinge bereithält, können Sie auch vorab einen Zeitplan erstellen, der Ihnen Struktur verleiht und dafür sorgt, dass Sie es schaffen, all Ihre Vorhaben tatsächlich auch umsetzen zu können.

Gerade für Borderline-Erkrankte ist der vorausschauende Blick auf potenzielle Stresssituationen enorm wichtig, da sie dadurch den Einfluss dieser auf ihre emotionale sowie körperliche Verfassung mindern können.

STRESS-AUSLÖSER	STRESS-REAKTION	körperlich / emotional	gedanklich / Verhalten/Impulse
Montag			
Dienstag			
Mittwoch			
Donnerstag			
Freitag			
Samstag			
Sonntag			

STRESSTAGEBUCH

Datum/Zeit	Stressauslöser	Stresslevel	Was habe ich gefühlt?	Was habe ich gedacht?	Was habe ich gemacht?

Für den Körper sorgen

Krisenbewältigung und Emotionssteuerung sind zu einem gewissen Teil eng mit der individuellen körperlichen Verfassung verknüpft. Gedanken, Gefühle und körperliche Vorgänge sind miteinander verflochten und beeinflussen sich deshalb permanent gegenseitig. So wirkt sich eine schlechte körperliche Verfassung früher oder später mit Sicherheit auf die Gedanken- und Gefühlswelt aus.

Die Art und Weise, wie wir mit unserem Körper umgehen, nimmt auf unsere psychische Gesundheit großen Einfluss. Deshalb ist es besonders für Borderline-Erkrankte wichtig, ihrem Körper etwas Gutes zu tun und ihrem Alltag, etwa durch feste Rituale, mehr Struktur zu verleihen.

Grundsätzlich ist eine **gesunde und ausgewogene Ernährungsweise** wichtig, um gesund zu bleiben und emotionale Stabilität in den Alltag zu integrieren. Durch eine ausgewogene Ernährung versorgen wir unseren Körper mit der notwendigen Energie und allen lebenswichtigen Bausteinen, die er braucht, um optimal funktionieren zu können. Insbesondere feste Essenszeiten tragen dazu bei, dem Alltag von BPS-Erkrankten Struktur zu verleihen. Selbst wenn der Betroffene kaum Hunger verspürt, empfiehlt es sich, immer gemeinsam zu einer bestimmten Uhrzeit zu essen oder beispielsweise immer um vier Uhr Kaffee zu trinken und Kuchen zu essen. Denn vor allem Borderline-Persönlichkeiten mit depressiven Symptomen verlieren ihren Appetit und essen dadurch oftmals nur sehr unregelmäßig. Feste Essensrituale verleihen den Betroffenen dabei jedoch nicht nur Struktur in ihrem Alltag, sondern können auch die Beziehung zu ihren Angehörigen stärken. Außerdem können die festen wöchentlichen Essenszeiten mit gemeinsamem Kochen und einem gemeinsamen Einkauf im Vorfeld kombiniert werden, damit der Betroffene ein Stück weit seinen Appetit wiederfinden kann.

In diesem Zusammenhang ist es natürlich auch wichtig, **den Alkoholkonsum einzuschränken** und jeglichen **Drogenkonsum zu vermeiden**. Alkohol und Drogen sind Substanzen, die nicht nur das Bewusstsein, sondern auch die Stimmung verändern. So können sie sich beispielsweise negativ auf den Appetit, den Schlaf, die Energie sowie den individuellen emotionalen Zustand auswirken. Insbesondere BPS-Erkrankte sind anfällig dafür, Alkohol und andere illegale Substanzen zur Bewältigung ihrer emotionalen Belastungen einzusetzen. Doch die Erleichterung, die sie anschließend verspüren, ist nicht von Dauer, da sie ihre Emotionen lediglich beiseiteschieben, die eigentliche Ursache des Problems jedoch nicht bekämpfen. Zudem kehren die zuvor weggeschobenen Empfindungen intensiver zurück und werden dabei oftmals von Scham oder Reue begleitet.

Genauso wichtig für die geistige und körperliche Gesundheit sind außerdem **gesunde Schlafgewohnheiten**. Denn unser Körper ist nicht nur auf die richtigen Nährstoffe angewiesen, sondern benötigt auch ausreichend qualitativen Schlaf, um gut zu funktionieren. Energiemangel, der primär durch Schlafmangel bedingt ist, nimmt großen Einfluss darauf, wie wir uns fühlen und wie gut wir stressige Situationen bewältigen können. Aus diesem Grund ist es besonders für BPS-Erkrankte wichtig, ihren Schlaf als Priorität anzuerkennen. Hierbei bieten sich wieder Rituale ein, die BPS-Erkrankte zur Förderung gesunder Schlafgewohnheiten etablieren können. Dafür bietet es sich zum Beispiel an, eine CD mit beruhigenden Liedern anzufertigen oder im Bett eine Traumreise zu hören.

Falls Sie in der Vergangenheit mit Schlafproblemen zu kämpfen hatten, gibt es außerdem einige wertvolle Tipps, um Ihre Schlafqualität zu verbessern:

- Legen Sie Uhrzeiten fest, zu denen Sie regelmäßig am Abend ins Bett gehen und am Morgen wieder aufstehen. Insofern Sie sich an Ihren eigenen Plan halten, helfen Sie Ihrem Körper, einen stabilen Wach-Schlaf-Rhythmus zu entwickeln.
- Vermeiden Sie Schlafeinheiten am Tag, da sie am Abend zu Einschlafproblemen führen können.
- Limitieren Sie Ihre Koffeinaufnahme und begrenzen Sie die Zufuhr von Nikotin und Alkohol.
- Gehen Sie nicht mit einem Hungergefühl ins Bett, nehmen Sie Ihre letzte Mahlzeit jedoch auch nicht erst unmittelbar vor dem Schlafengehen zu sich.
- Verzichten Sie vor dem Schlafengehen auf elektronische Geräte, da ihre künstlichen Lichtquellen Regionen im Gehirn aktivieren können, die für das Wachsein verantwortlich sind.
- Versuchen Sie nicht, Schlaf zu erzwingen. Sollten Sie länger als 20 oder 30 Minuten wach liegen, stehen Sie auf und machen Sie etwas Entspannendes, wie zum Beispiel das Lesen eines Buches.
- Verwandeln Sie Ihr Schlafzimmer in einen Ort des Wohlfühlens.

Auch das Auftragen von Lavendelsalbe kann beim Einschlafen helfen. Dabei lässt sich die Lavendelsalbe nicht nur wunderbar in das Einschlafritual sowie in die Körperpflege einbeziehen, sondern auch ganz einfach selbst herstellen:

Zutaten:

100 ml Lavendelöl
10 g Bienenwachs
Schraubgläser
einige Tropfen ätherisches Lavendelöl

Herstellung:

1. Geben Sie sowohl das Lavendelöl als auch den Bienenwachs in ein Glas, das Sie in einem Wasserbad langsam so lange erwärmen, bis das Bienenwachs vollkommen geschmolzen ist.
2. Anschließend geben Sie einige Tropfen des Lavendelöls und des Bienenwaches auf einen kalten Teller und lassen diese auskühlen, um die Konsistenz der Salbe zu überprüfen. Falls diese zu fest sein sollte, geben Sie ruhig noch ein wenig mehr Lavendelöl hinzu. Falls die Konsistenz jedoch zu weich ist, fügen Sie noch ein wenig Bienenwachs hinzu.
3. Geben Sie einige Tropfen ätherisches Lavendelöl hinein und verrühren Sie die Zutaten gut miteinander.
4. Füllen Sie die fertige Salbe in kleine Schraubgläser ab, beschriften Sie diese und bewahren Sie sie an einem kühlen und lichtgeschützten Ort auf.

Ebenso wichtig wie eine vollwertige Ernährung und gesunde Schlafgewohnheiten ist die **regelmäßige körperliche Bewegung**, die nicht nur die körperliche Belastbarkeit erhöht, sondern auch übermäßigen Stress abbaut und zum Wohlbefinden, zum Selbstbewusstsein und zum Selbstwertgefühl beitragen kann. Für welche körperliche Betätigung Sie sich dabei entscheiden, bleibt Ihnen überlassen. Sie müssen nicht zwangsläufig mit schweren Gewichten trainieren oder Kurse im Fitnessstudio absolvieren. Auch Joggen, Spaziergänge, Gartenarbeit, Treppenlaufen und bewegungsintensive Spiele beinhalten körperliche Bewegung. Wichtig ist, dass Sie sich für eine oder mehrere Aktivitäten entscheiden, die Ihnen auch Spaß machen.

Am besten etablieren Sie für Ihre körperliche Bewegung wieder einige Rituale, um Ihrem Alltag mehr Struktur zu verleihen. So könnten Sie einerseits selbst feste Zeiten zu Sporteinheiten festlegen oder sich beispielsweise mit Freunden gemeinsam in einem Fitnesscenter anmelden und bestimmte Trainingszeiten ausmachen, zu denen Sie dann gemeinsam Sport machen. Im Anschluss könnten Sie dann wöchentlich wechselnde Aktivitäten unternehmen und so zum Beispiel ins Kino oder gemeinsam essen gehen.

Alltagsrituale:

- **Ernährung**: feste Essenszeiten, gemeinsames Kochen, gemeinsames Einkaufen an festen Tagen in der Woche
- **Schlafgewohnheiten**: feste Schlafzeiten, Körperpflege vor dem Schlafen (etwa mit selbstgemachter Lavendelsalbe), beruhigende Musik hören, Traumreise anhören, ein Buch lesen
- **Sport**: feste Trainingszeiten, gemeinsam mit Freunden in einem Fitnessstudio anmelden und gemeinsam feste Kurse in der Woche besuchen
- **Freizeit**: feste Tage in der Woche, an denen Unternehmungen mit Freunden oder der Familie geplant sind – zum Beispiel ins Kino gehen, im Park spazieren, essen gehen etc.

EIN SOZIALES NETZ AUFSPANNEN

Neben Alltagsroutinen ist der Aufbau eines Beziehungsnetzwerkes eine weitere Methode für Borderline-Persönlichkeiten, um sich um ihre psychische Gesundheit zu kümmern und sich gesehen und verstanden zu fühlen. Dafür müssen sie sich mit Menschen umgeben, die ihnen guttun, denen sie vertrauen können und die ihnen emotionale Unterstützung spenden.

Dabei können Beziehungen, die BPS-Erkrankte mit Menschen, die ihnen wirklich am Herzen liegen und die ihnen Unterstützung spenden, schließen, den entscheidenden Faktor in der Überwindung bzw. der Eindämmung der Krankheit sein. Denn ihre sozialen Beziehungen geben den Betroffenen enorme Kraft, um weiterzumachen.

Oftmals finden sie in diesen Menschen außerdem einen Zufluchtsort, an dem sie sich vor den Stürmen schützen können, die über ihnen hineinbrechen.

Im Leben eines Borderline-Erkrankten wird es Tage geben, an denen sie mit stressigen Situationen nicht gut umgehen können und sie die Instabilität ihrer Gefühlswelt überfordern wird. Dann sind eine oder mehrere Personen, die mit gut gemeinten Worten und helfenden Ratschlägen zur Seite stehen, unbezahlbar. Wahrscheinlich können sie die aktuellen Probleme objektiver betrachten und dem BPS-Betroffenen neue Sichtweisen aufzeigen oder einfach nur ein offenes Ohr sein und ihnen durch das Zuhören emotionalen Rückhalt spenden. Denn manchmal ist ein offenes Ohr genau das, was Borderline-Persönlichkeiten in Krisensituationen benötigen, um sich nicht allein, sondern verstanden zu fühlen und sich selbst als der Situation gewachsen anzusehen.

Auch wenn die für BPS typischen Symptome – wie starke Gefühls- und Stimmungsschwankungen, heftige Wut und selbstverletzendes Verhalten – die ihnen nahestehenden Personen überfordern können, hilft es BPS-Betroffenen ungemein, sich ein soziales Netz aufzubauen. Dabei sollten sie sich mit den Menschen umgeben, welchen sie ihr Vertrauen schenken können und die ihnen das Gefühl vermitteln, sie könnten jederzeit mit ihren Sorgen zu ihnen kommen und diese offen kommunizieren. Außerdem sollten sie den Borderlinern Wertschätzung entgegenbringen. Sie müssen sich sicher fühlen und wissen, dass sie ihre Gefühle und Gedanken vorurteilsfrei äußern können – und zwar ohne die Befürchtung, dass ihnen als Reaktion Invalidierung, Verharmlosung oder Ablehnung entgegengebracht wird.

Borderline-Persönlichkeiten werden im Umgang mit anderen Menschen, die ihnen nahestehen, immer wieder auf schwierige Momente und Situationen treffen. Das bedeutet jedoch nicht, dass es dafür keine möglichen Lösungen gibt. Grundsätzlich ist der erste und beste Ansatzpunkt immer die offene Kommunikation, wobei es einige Strategien gibt, die für die Verständigung von und mit Borderlinern nützlich ist.

So sind gewisse Grundregeln für die Gestaltung von Interaktionen hilfreich, auf die vor allem Angehörige zurückgreifen können, wenn sie sich unsicher sind, ob sie ein bestimmtes Thema ansprechen sollen oder nicht. Für diese Grundregeln sollten Borderline-Persönlichkeiten einen Moment innehalten und überlegen, was ihnen und ihrem Weg der Genesung hilft und was nicht. Diese Grundregeln können sie dann gemeinsam im Gespräch mit ihren Angehörigen besprechen und als Team einen strukturierten Plan für Krisenmomente herausarbeiten.

Grundregeln:

- BPS-Erkrankte sollten sich so etwa überlegen, ob es für sie in Ordnung wäre, wenn sich ihre Angehörigen in Krisensituationen an die Therapierenden des Betroffenen wenden, insofern sie es selbst für notwendig halten.
- Außerdem sollte überlegt werden, wie Borderliner, bei deutlicher Selbstgefährdung, am besten und schnellsten in eine naheliegende Klinik kommen. Angehörigen hilft es ungemein, zu wissen, auf welche Art und Weise sie handeln sollen, wenn Borderline-Persönlichkeiten von ihren Emotionen übermannt werden und sich in Krisensituationen befinden.
- Neben Notfallplänen bei Krisen und Suizidgefahr hilft es BPS-Betroffenen außerdem, wenn Angehörige sie an ihre erlernten Bewältigungsstrategien erinnern, sie durch gemeinsame Unternehmungen ablenken, in ihrer Nähe sind, gemeinsam Sport mit ihnen machen oder beispielsweise einen Ausflug unternehmen.
- Darüber hinaus können Angehörige helfende Hände bei der potenziellen Einnahme von Medikamenten sein oder die Therapie des Betroffenen unterstützen. Insbesondere bei offensichtlichen Versäumnissen der BPS-Erkrankten sollten diese im Vorfeld konkret benennen, wie ihnen ihre Angehörigen helfen können.

Beim Aufstellen von Grundregeln sollten Borderline-Persönlichkeiten immer auch beachten, dass sie den Umgang mit bestimmten Situationen im Vorfeld offen kommunizieren.

Kommunikation:

1. Zum einen können sich Borderliner und ihre Angehörigen darauf einigen, dass die Betroffenen klar äußern, wenn sie Hilfe brauchen, und auch beschreiben, wie diese Hilfe aussehen soll. Damit Betroffene auch die Hilfe bekommen, die sie benötigen, sollten sie andere immer von Beginn an über alles informieren. Denn an manchen Tagen möchten sie vielleicht über ein Erlebnis reden, das sie bedrückt, ihr Gegenüber reagiert aber umgehend mit Ratschlägen, obwohl der Betroffene erst einmal einfach nur ein offenes Ohr gesucht hat, das ihm Verständnis entgegenbringt.

2. Auf der anderen Seite kann es auch einmal sein, dass Borderliner genau diese Ratschläge suchen, ihr Gesprächspartner aber nur verständnisvoll nickend zuhört.

3. Als weitere Option kann natürlich auch vereinbart werden, dass die Angehörigen, sollte der Betroffene einmal nicht geäußert haben, welche Unterstützung er braucht, zu Gesprächsbeginn nachfragen, was dieser sich wünscht.

Auszeit:

Zum anderen gibt es die Möglichkeit, dass sich Betroffene und Angehörige die Option einer gegenseitigen Auszeit geben, wenn einer oder beide bemerken, dass das Gespräch zu eskalieren droht. So haben beide die Möglichkeit, durchzuatmen und die eigenen Emotionen zu regulieren, damit das Gespräch gelassen und friedlich fortgeführt werden kann.

Wichtig ist, dass sich sowohl Borderline-Betroffene als auch Angehörige im Vorfeld über eine Strategie für eine Auszeit und über grundlegende Regeln einigen. Idealerweise dauert eine Auszeit nur kurz, etwa zehn bis sechzig Minuten, an. Außerdem müssen sich beide Parteien dazu bereiterklären, das Gespräch im Anschluss fortzusetzen, damit der Konflikt gelöst werden kann.

VERBINDLICHKEITEN & THERAPIE

Da es viele wirksame Therapien für die Borderline-Persönlichkeitsstörung gibt, ist ihre Diagnose aus vielen Gründen mit Zuversicht zu betrachten. Leider bedeutet Hilfe nicht immer, dass BPS-Erkrankte wissen, welche Schritte sie als Nächstes einleiten sollten, sodass der bloße Gedanke daran bei einigen Gefühle der Überforderung und Entmutigung auslösen kann.

Eine große Hürde dabei ist es sicherlich, erst einmal herauszufinden, welche Optionen der Behandlung in unmittelbarer Nähe verfügbar sind. Für viele Borderliner kann es frustrierend sein, zwar über effiziente Behandlungsmethoden zu lesen, jedoch nicht zu wissen, wie man entsprechende Angebote in der Umgebung finden kann. Aus diesem Grund ist es immer ein guter Ausgangspunkt, sich bei der Person zu informieren, die die Diagnose für BPS gestellt hat. Der entsprechende Arzt oder Therapierende kann Empfehlungen für verschiedene Behandlungen und Optionen in der Region des Betroffenen aussprechen und weiß, welche Form der Therapie am besten geeignet sein wird. Selbst wenn der behandelnde Arzt bzw. Therapierende nicht auf die Borderline-Persönlichkeitsstörung spezialisiert ist, kann er den Betroffenen mit großer Wahrscheinlichkeit an spezialisiertes Fachpersonal weiterleiten.

Sollten Betroffene bislang noch keine professionelle Diagnose gestellt bekommen haben, gibt es weitere Anlaufstellen, mit denen BPS-Erkrankte Kontakt aufnehmen können, um eine Diagnose und potenzielle Behandlungsmöglichkeiten einzuholen. Neben psychologischen und psychiatrischen Berufsverbänden können zum Beispiel auch der Psychotherapie-Informations-Dienst (PID), Beratungsstellen, Krankenhäuser, Universitäten und Informationsquellen im Internet bei der Vermittlung weiterhelfen.

Landesärztekammern:
https://www.bundesaerztekammer.de/ueber-uns/landesaerztekammern/adressen/

Landespsychotherapeutenkammern
https://www.bptk.de//bptk/landeskammern/

Psychotherapeutische Verbände
https://www.therapie.de/psyche/info/ratgeber/links/verbaende/

Beratungsstellen
http://bonetz.de/beratungsstellen/

ANAD e. V. – Beratungsstelle bei Essstörungen, Borderline und Posttraumatischen Belastungsstörungen
https://stadt.muenchen.de/service/info/anad-e-v/1051365/
Telefon: 089 2199730

Sobald BPS-Betroffene in Erfahrung gebracht haben, wer eine Therapie wo anbietet, sollten sie sich einen ersten Eindruck von den Behandlungsoptionen und dem verfügbaren Fachpersonal verschaffen. Je nach individuellen Bedürfnissen der Betroffenen und der Art der Therapie, die sie sich wünschen, unterscheidet sich die fachliche Ausrichtung sowie Ausbildung des Therapierenden.

Die Mehrheit der Therapierenden mag zwar mit der Borderline-Persönlichkeitsstörung und ihren Symptomen vertraut sein, das bedeutet jedoch nicht zwangsläufig, dass sie auch für eine BPS-Therapie geschult sind. Dementsprechend gibt es durchaus Therapierende, die nur wenig bis keine Erfahrung im Umgang mit BPS-Erkrankten haben. Daher empfiehlt es sich, dass sich Betroffene über die Ausbildung sowie die Erfahrung der Therapierenden, die sie präferieren, informieren.

Auch wenn es einige Menschen bevorzugen, anderen nicht nach ihren Qualifikationen zu fragen, ist das vollkommen legitim und wird sogar von vielen Therapierenden erwartet. Damit Betroffene eine fundierte Entscheidung für ihre zukünftige Behandlung treffen können, müssen sie sich so gut wie möglich im Vorfeld informieren. In diesem Kontext nützliche Fragen können zum Beispiel sein:

- Wo und wann haben Sie Ihre fachliche Ausbildung abgeschlossen?
- Wie lange arbeiten Sie bereits als Therapeut und wie viel Erfahrung bringen Sie im Umgang mit BPS-Erkrankten mit?
- Mit wie vielen Borderline-Persönlichkeiten haben Sie bereits zusammengearbeitet und wie sieht Ihre Erfolgsquote aus?
- In welchen Behandlungsmethoden und Verfahren sind Sie genau ausgebildet?
- Haben Sie speziell für die Behandlung der Borderline-Persönlichkeitsstörung eine Ausbildung abgeschlossen?
- Sind Sie in der Dialektisch-Behavioralen Therapie, der Mentalisierungsbasierten Psychotherapie oder anderen Therapien zur Behandlung von BPS ausgebildet? Wenn ja, welche dieser Formen bieten Sie an?
- Mit welchen Kosten ist die Behandlung verbunden und ist eine Übernahme der Kosten durch die Krankenkasse möglich?

Sobald Borderline-Persönlichkeiten für sich selbst entschieden haben, ob ein Therapeut für die Behandlung qualifiziert ist, sollten sie sich fragen, welches Gefühl ihnen dieser vermittelt hat. Denn eine Therapie ist immer auch ein Prozess, bei dessen Wirksamkeitsentfaltung wichtig ist, dass man mit dem Therapierenden offen und ehrlich kommunizieren kann. Nicht immer gelingt es Betroffenen, von Anfang an offen über die eigenen Gedanken, Gefühle und Erlebnisse zu sprechen, jedoch ist ein Gefühl der Sicherheit von Beginn an unabdingbar. Neben fachlichen Qualifikationen können deshalb für einige BPS-Betroffene das Geschlecht, die ethnische Herkunft, die sexuelle Orientierung oder die Zugehörigkeit zu einer bestimmten Religion für ihre Entscheidung von Bedeutung sein. In der Regel ist der wichtigste Punkt bei der Suche nach einem Therapierenden der, dass Betroffene offen an potenzielle Behandlungen und Therapierende herantreten und mögliche Ängste, Sorgen oder Zweifel offen und ehrlich kommunizieren. Haben BPS-Betroffene einen passenden Therapierenden gefunden und mit einer Behandlung begonnen, sollten sie von Beginn an versuchen, eine aktive Rolle in ihrer Therapie einzunehmen. Um völlige Klarheit darüber zu bekommen, was Betroffene in ihrer jeweiligen Therapie erwarten wird, sollten sie zunächst um allgemeine Informationen zur Behandlungsmethode bitten. Auch hierbei empfiehlt es sich, verschiedene Fragen zum Thema zu stellen:

- Wie viele Sitzungen umfasst die Therapie in der Woche und wie sind diese jeweils aufgebaut?
- Wie lange wird die Behandlung schätzungsweise dauern und wie hoch ist ihre Chance auf langfristigen Erfolg?
- Welche Veränderungen habe ich zu erwarten?
- Was kann ich selbst zur Wirkung der Behandlung beitragen? Werde ich Aufgaben bekommen, die ich zu Hause erledigen soll?
- Geht die Behandlung mit möglichen Nebenwirkungen einher und was muss ich allgemein beachten?
- Welche Grundregeln gibt es für Notfallsituationen?

Eine weitere Option, um eine aktive Rolle innerhalb der Therapie einzunehmen, ist, sich auf die bevorstehende Behandlung vollständig einzulassen, denn ihr Erfolg hängt maßgeblich von dem persönlichen Engagement des BPS-Erkrankten ab. Dieses Engagement kann zwischen den einzelnen Sitzungen zum Beispiel durch das gewissenhafte Erledigen der jeweiligen Aufgaben zum Ausdruck kommen, denn bei vielen BPS-Therapien sind Hausaufgaben ein wesentlicher Bestandteil. Erfahrungsgemäß ist der Erfolg einer BPS-Behandlung wesentlich höher, wenn Betroffene regelmäßig Aufgaben aufbekommen, die sie konsequent erledigen. So gelingt es ihnen nämlich, ihre in der Therapie neu erworbenen Fähigkeiten regelmäßig zu üben. Neben Hausaufgaben erwarten Therapierende von ihren Patienten außerdem, dass sie unterschiedliche Veränderungen in ihrem Leben bewirken. Diese Veränderungen zielen etwa auf die Art des Denkens, des Handelns, der Interaktion mit anderen Menschen und/oder den Umgang mit den eigenen Emotionen ab. Betroffene sollten sich so gut es geht an die Empfehlungen und Vorgaben ihres Therapierenden halten und die Veränderungen bestmöglich in ihr Leben integrieren. Denn zur Überwindung der Borderline-Persönlichkeitsstörung bedarf es einer aktiven Haltung des Betroffenen und dem Willen, neue Dinge zu erlernen. Dann haben sie die besten Chancen, den größtmöglichen Nutzen aus ihrer BPS-Therapie zu ziehen.

GEFÜHLE EINORDNEN UND VERSTEHEN LERNEN

Innere Leere

Ein zentrales Merkmal der Borderline-Persönlichkeitsstörung ist das chronische Gefühl innerer Leere. BPS-Betroffene nehmen ihren Körper als Hülle ohne jegliche Füllung wahr, was dauerhaft im Verlust des eigenen Selbstwertgefühls münden kann. Manchmal tritt das Gefühl der Leere ohne Vorwarnung auf, auch wenn das eigene Leben zuvor ausgefüllt schien. Diese innere Leere gepaart mit der Unfähigkeit des Alleinseins führt häufig dazu, dass Borderline-Persönlichkeiten das Gefühl bekommen, dass ausschließlich andere Menschen ihrem Leben einen Sinn verleihen können.

In dieser Leere findet sich keine Freude und keine Lebenslust wieder und Betroffene haben in solchen Phasen vermehrt mit dysfunktionalen Verhaltensweisen zu kämpfen, zu denen risikoreiche Handlungen, Selbstverletzungen und sogar Suizid gehören. Es ist schwer, das Gefühl innerer Leere zu definieren, und es gibt viele unkontrollierbare Faktoren, die zu chronischer Leere beitragen und das Wohlbefinden Betroffener einschränken. Nichtsdestotrotz gibt es einige Methoden, die BPS-Erkrankten helfen können, dieses Gefühl zu bekämpfen und ihre innere Leere zu füllen.

Dabei ist der erste Schritt, zu verstehen, dass dieses Gefühl nicht für immer bleiben wird und dass das große Loch im Leben der Borderline-Persönlichkeiten auch wieder gefüllt wird. Häufig hilft es Borderlinern, wenn sie mit Angehörigen über ihre Leere sprechen und beschreiben können, wie sich diese anfühlt. Indem sich Betroffene wieder selbst wahrnehmen und auf ihre eigenen Empfindungen achten, können sie lernen, was sie wirklich brauchen und was nicht. Und eine bessere Selbstwahrnehmung hängt auch mit Zuwendung und Zufriedenheit zusammen.

Geht die innere Leere mit innerer Anspannung einher, kann die Reduktion dieser inneren Anspannung als Soforthilfe Wunder bewirken. Dafür bietet sich zum Beispiel die Methode „**Skills**" an, die all jene Verhaltensweisen beschreibt, die Anspannungszustände kurzfristig reduzieren können und auf lange Sicht keinen Schaden verursachen. Dabei lassen sich die Skills in vier verschiedene Kategorien unterteilen, bei denen jeweils die nachfolgenden Handlungsweisen hilfreich sind:

1. **Sinne:** kaltes Duschen, etwas wirklich Scharfes essen oder saure Bonbons lutschen, Massage mit einem Igelball, Musik hören, ein Zopfgummi am Handgelenk tragen, das gezogen und wieder losgelassen wird
2. **Körper:** ruhige Atmung, Entspannungs-, Stressreduktions- und Atemübungen, Yoga, ein heißes Bad nehmen
3. **Handlung:** Freunde treffen, Sport machen, kreatives Schreiben, Spaziergänge
4. **Gedanken:** Lesen, Programmieren, das Lösen von Rätseln, sich in Achtsamkeit und Dankbarkeit üben

Einigen Menschen helfen die Skills mehr, bei welchen sie ihre Sinne nutzen müssen, bei anderen funktionieren gedankenbezogene Skills besser, um kurzfristige Soforthilfe für die innere Leere zu schaffen. Borderline-Persönlichkeiten sollten sich in jedem Fall professionelle Unterstützung suchen, um die Ursache der chronischen Leere ausfindig zu machen und Lösungen finden zu können.

Das Gefühlsbarometer

Das Gefühlsbarometer ist eine wundervolle Methode, um die eigene Stimmung und die eigenen Gefühle wahrzunehmen, zu reflektieren und anschließend zum Ausdruck zu bringen. Dafür gibt es viele unterschiedliche Möglichkeiten, zum Beispiel durch selbstgebastelte Drehscheiben oder Karten, die verschiedene Stimmungslagen widerspiegeln. Das Gefühlsbarometer kann dazu beitragen, dass sich BPS-Betroffene zunehmend Gedanken über ihr aktuelles Befinden machen. Außerdem schenkt es ihnen Platz und Raum für ihre eigenen Gefühle. Wenn sie möchten, dürfen sie gerne offen darüber reden, was sie momentan beschäftigt, und die notwendige Unterstützung erhalten, wenn sie sie brauchen. Angehörige haben so die Möglichkeit, den Borderline-Persönlichkeiten eine direkte Rückmeldung zu geben und ihnen zu signalisieren, dass ihre Gefühle und Gedanken ernst genommen werden.

Ein Gefühlsbarometer selbst basteln

Was wird benötigt?

farbiges Papier
Stifte, Schere, Kleber, Locher, Kordel, Klammern
Optional: Fotos mit verschiedenen Gesichtsausdrücken

Wie funktioniert es?

1. Zuerst werden aus dem farbigen Papier rechteckige Karten ausgeschnitten, die im nächsten Schritt entweder mit verschiedenen Gesichtsausdrücken bemalt oder mit selbstgemachten Fotos, die unterschiedliche Stimmungen aufzeigen, beklebt werden.
2. Als Nächstes werden in die Karten jeweils oben und unten zwei Löcher gestanzt, durch die etwas Kordel gefädelt wird.
3. Im letzten Schritt wird das Gefühlsbarometer an einem beliebigen Ort aufgehangen. Je nach aktueller Stimmungslage kann dann eine Klammer an die entsprechende Karte geklemmt werden.

Die Emotionstabelle

Einigen Borderliner-Persönlichkeiten hilft es, ihre Gefühle, nachdem sie sie beobachtet haben, niederzuschreiben. Hierfür bietet sich zum Beispiel die untenstehende vierspaltige Tabelle an. In die Emotionsspalte tragen Betroffene ihre jeweiligen Gefühlsregungen, in die Intensitätsspalte die Stärke ihrer Emotionen auf einer Skala von 0 bis 10, in die Spalte mit den Sinnesempfindungen die körperliche Wahrnehmung und in die Spalten mit den Handlungstendenzen, welche Handlungen bzw. Reaktionen durch die Emotionen bewirkt werden.

Emotionen: Welche Emotionen können Sie wahrnehmen?	• •
Intensität: Auf einer Skala von 0 (leicht) bis 10 (stark), wie stark sind Ihre Emotionen?	0 | 1 | 2 | 3 | 4 | 5 6 | 7 | 8 | 9 | 10
Sinnesempfindungen: Welche Sinnesempfindungen können Sie wahrnehmen?	• •
Handlungstendenzen: Welche Handlungstendenzen können Sie wahrnehmen? (z. B. selbstverletzendes Verhalten, Drogenmissbrauch etc.)	• •

S.O.S.: 7 Techniken

Durchleben Borderline-Persönlichkeiten dissoziative Störungen, tritt eine Störung und/oder eine fehlende Beständigkeit

- der normalen integrativen Fähigkeit der Identität,
- des Gedächtnisses,
- der Wahrnehmung,
- des Bewusstseins,
- der Verhaltensweisen,
- der Gefühle,
- der Körpervorstellung sowie
- der motorischen Kontrollfunktion auf.

Die Anzeichen dissoziativer Episoden können Auswirkungen auf sämtliche Bereiche der psychologischen Funktionen haben.

Um aus dissoziativen Zuständen auszutreten, können Achtsamkeits- und Wahrnehmungsübungen helfen, die sich alle um das tiefe Sehen und um die bewusste, urteilsfreie Wahrnehmung im Hier und Jetzt drehen. Ihr Ziel ist es, Bewusstsein zu schaffen, innere Ruhe herzustellen, die eigenen Gefühle besser einordnen zu können und ein besseres Körpergefühl zu erreichen.

ACHTSAMKEITS- UND WAHRNEHMUNGSÜBUNGEN

Die Selbstbeobachtung

Die Methode der Selbstbeobachtung hilft Borderline-Persönlichkeiten während dissoziativer Zustände, bewusst in der Situation zu bleiben und nicht neben sich zu stehen. Der erste Schritt, den BPS-Betroffene in Momenten wie diesen unternehmen müssen, ist die bewusste, urteilsfreie Selbstbeobachtung sowie Selbstwahrnehmung. Beobachten Borderliner dissoziative Reaktionen bei sich selbst, sollten sie einen Moment innehalten und sich die nachfolgenden Fragen selbst beantworten:

- Was passierte in der Situation, bevor der dissoziative Zustand begann?
- Was konnte ich emotional sowie körperlich fühlen und was ist das letzte Gefühl bzw. der letzte Gedanke, an den ich mich zurückerinnern kann?
- Wie habe ich gemerkt, dass ich einen dissoziativen Zustand durchlebe?
- Was versuchte ich, zu vermeiden, und wie hätte ich eventuell alternativ reagieren können?

Am Anfang kann es hilfreich sein, wenn Betroffene diese Fragen mit der Unterstützung von Angehörigen oder Therapierenden beantworten. Im weiteren Verlauf werden sie zunehmend selbst in der Lage sein, diese Fragen ohne fremde Hilfe beantworten zu können und damit wieder die Kontrolle über sich selbst zu erlangen.

Die Atemübung

Atemübungen sind nicht nur beim Yoga oder bei der Meditation ein wichtiges Hilfsmittel, um wieder ins Hier und Jetzt kommen zu können, sondern helfen auch BPS-Erkrankten während dissoziativer Zustände. Atemtechniken haben eine sehr beruhigende Wirkung, die in stressigen Situationen innere Ruhe wiederherstellen können.

Voraussetzungen
Alles, was Sie dafür benötigen, sind 20 Minuten Zeit und eine ruhige Umgebung.

Durchführung
Am besten setzen Sie sich aufrecht hin, schließen Ihre Augen und richten Ihre gesamte Konzentration auf Ihren Atem, den Sie beim Ein- und Ausfließen beobachten. Ganz zwanglos lassen Sie Ihren Atem fließen, wobei sowohl Atem als auch Puls zunehmend langsamer werden. Ganz entspannt und ruhig kommen Sie sicher im Hier und Jetzt an. Spüren Sie, wie sich Ihr Atem an den unterschiedlichen Stellen Ihres Körpers anfühlt, wie er durch Ihre Nase einströmt und Ihren Brustkorb sowie Ihren Bauch mit jedem einzelnen Atemzug anhebt und anschließend wieder absenkt. Sollten Sie bemerken, wie Ihre Gedanken langsam abschweifen, visualisieren Sie Wolken, die genau wie Ihre Gedanken am Horizont vorbeiziehen. Anschließend konzentrieren Sie sich wieder auf Ihren Atem.

Die Atemübung lässt sich ganz wunderbar in den Alltag integrieren und kann selbstverständlich auch dann Anwendung finden, wenn Sie keine dissoziativen Episoden durchleben. Selbst wenn Sie einmal keine 20 Minuten Zeit haben, können Sie die Übung für etwa fünf Minuten durchführen. Außerdem lässt sich die Atemübung mit weiteren verschiedenen Techniken zum Atmen kombinieren. So etwa mit der sogenannten 1:2-Atmung, bei der das Ausatmen doppelt so lange wie das Einatmen dauert und sehr kontrolliert ist.

Die Sinne aktivieren

Geschulte Sinne können uns helfen, mehr Achtsamkeit zu erlangen, vorschnelle Entscheidungen zu vermeiden und bewusster zu leben.

- **Sehen**: Schauen Sie sich um, beobachten Sie und nehmen Sie jede Kleinigkeit um Sie herum wahr. Was können Sie sehen? Nehmen Sie vielleicht sogar etwas wahr, dem Sie bislang noch keine oder nur wenig Aufmerksamkeit geschenkt haben? Betrachten Sie Ihre Umgebung ganz genau und machen Sie sich diese dadurch bewusst.

- **Hören**: Ist es dort, wo Sie sich gerade befinden, eher laut oder eher leise? Welche Geräusche können Sie wahrnehmen und wie laut sind diese? Können Sie vertraute Geräusche ausfindig machen oder nehmen Sie vielleicht Töne wahr, die Ihnen bislang unbekannt waren? Wir tendieren dazu, nach gewisser Zeit bekannte Geräusche auszublenden. Dabei ist es enorm wichtig, auch bekannten Klängen immer einmal wieder Aufmerksamkeit zu schenken.

- **Riechen**: Können Sie etwas Besonderes riechen? Sind Ihnen die Gerüche in Ihrer Umgebung vertraut oder riechen Sie diese zum ersten Mal?
- **Fühlen**: Was können Sie spüren? Fühlen Sie vielleicht etwas auf Ihrer Haut? Wie fühlt sich Ihre Kleidung an? Können Sie die Sonnenstrahlen spüren, die auf Ihrer Nase herumtanzen? Haben Sie gerade vielleicht einen Gegenstand in der Hand? Wenn ja, wie fühlt sich dieser an? Ist er schwer oder leicht, welche Haptik hat er?
- **Schmecken**: Auch wenn Sie gerade nichts essen, können Sie vielleicht trotzdem etwas schmecken?

Die Meditation

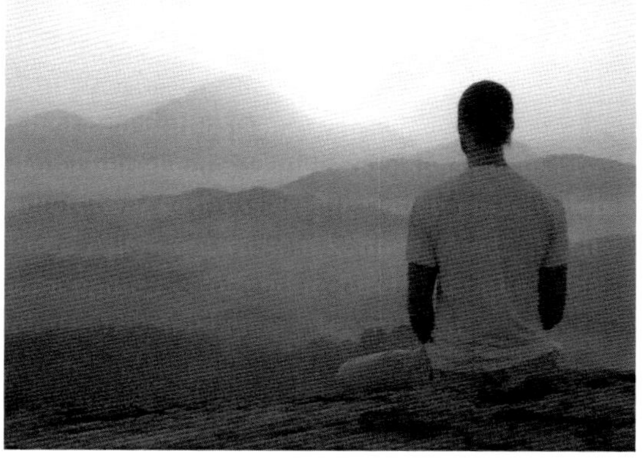

Der Terminus der Meditation ist ein Überbegriff für eine Vielzahl mentaler Übungen, die zum besseren Verständnis sowie zur Beeinflussung der eigenen Denkprozesse führen. Dabei ist die Meditation ein wundervolles Werkzeug, mit dem Sie ihre individuelle Wahrnehmung verbessern und einen Zustand gedankenlosen Bewusstseins erreichen können. Während der Meditation nimmt Ihr wacher Geist zwar bewusst wahr, er ist jedoch in Ihr Inneres gekehrt. Der essenzielle Kern der Meditation ist es, die eigene Aufmerksamkeit so zu bündeln, dass Sie Ihren eigenen Geist fokussieren und dadurch in einen ausgleichenden Zustand bringen. Regelmäßige Meditation hat dabei wundervolle Effekte auf Ihren Körper und Ihren Geist. So reduziert es beispielsweise Angstzustände, trägt zur Entspannung und Gelassenheit bei, hilft Ihnen bei Ihrer Selbstentdeckung, reduziert lästiges Grübeln, trainiert Ihre Konzentrationsfähigkeit und lässt Sie im Hier und Jetzt ankommen.

Durchführung:

1. Suchen Sie sich einen ruhigen Ort, an dem Sie nicht durch äußere Einflüsse gestört werden.

2. Tragen Sie warme, lockere und bequeme Kleidung.

3. Nehmen Sie eine angenehme Sitzhaltung ein – ob auf einem Stuhl, im Stehen oder im Liegen, ist dabei gleichgültig, solange Sie sich wohlfühlen.

4. Achten Sie auf eine aufrechte Körperhaltung, indem Sie Ihre Wirbelsäule aufrichten, Ihr Kinn leicht zu Ihrer Brust neigen und Ihre Schultern locker nach hinten fallen lassen. Wenn Sie die Meditation sitzend oder liegend durchführen, legen Sie Ihre Hände ganz locker auf Ihren Oberschenkeln oder Ihren Knien ab.

5. Schließen Sie Ihre Augen und atmen Sie ganz entspannt mehrere Male ein und wieder aus. In der Meditation dient Ihr Atem als wichtigstes Hilfsmittel, um Ihren aufgebrachten Geist zu beruhigen und zu stabilisieren.

6. Fällt es Ihnen schwer, sich auf Ihren Atem zu konzentrieren, richten Sie Ihre Aufmerksamkeit reihum auf Ihre jeweiligen Körperteile. Visualisieren Sie währenddessen, wie Sie Ihre muskulären Spannungen schrittweise loslassen, und spüren Sie anschließend ganz bewusst in Ihre Körperteile hinein. Nachdem Sie in all Ihre Gliedmaßen hineingespürt haben, weiten Sie Ihre Wahrnehmung auf Ihren gesamten Körper aus und versuchen, zu erspüren, welche Reaktionen Sie wahrnehmen können.

7. Lassen Sie während der Meditation alle aufkommenden Gedanken einfach an sich vorbeiziehen, ohne diese festhalten oder bewerten zu wollen.

8. Wenn sich Ihre Meditation dem Ende zuneigt, kehren Sie langsam wieder ins Hier und Jetzt zurück. Nehmen Sie sich dafür einige Minuten Zeit, indem Sie sich strecken und mehrmals tief durchatmen. Anschließend öffnen Sie Ihre Augen und stehen langsam auf.

Wenn Sie bemerken, dass Ihnen die Meditation guttut, dann meditieren Sie am besten jeden Tag, gerne auch mehrmals. Meditation am Morgen hilft, mit einem frischen Geist konzentriert in den bevorstehenden Tag zu starten, während die abendliche Meditation dabei hilft, das Erlebte des Tages zu verarbeiten. Während des Tages kann Ihnen die Meditation außerdem helfen, mit stressigen Situationen besser umzugehen.

Das Dankbarkeitstagebuch

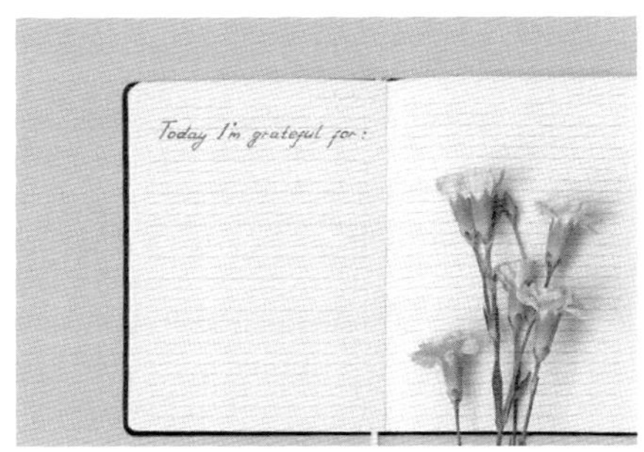

Dankbarkeit zu spüren und zu praktizieren ist einer der schönsten Wege zu mehr Zufriedenheit und Glück und das perfekte Mittel gegen Ärger, Frustration oder Neid. Es ist eine ganz grundlegende Methode, um ein positiveres Leben in Erfüllung zu führen, und es bedarf nicht viel, um Dankbarkeit täglich zum Ausdruck zu bringen.

Das Ritual des Dankbarkeitstagebuchs ist relativ simpel und kann von jedem Menschen jederzeit umgesetzt werden. Unterdessen gibt es sogar zahlreiche Studien, die die positive Wirkung von Dankbarkeitstagebüchern belegen. So hellen sie nicht nur die Stimmung auf, mindern depressive Symptome oder verbessern die Schlafqualität, sondern führen auch zu mehr Energie, Entschlossenheit und Enthusiasmus. Insbesondere Borderline-Persönlichkeiten können von dem Führen eines Dankbarkeitstagebuchs profitieren, in dem sie ihre Gefühle einordnen, gestresste Situationen entschärfen und gleichzeitig eine Routine für ihren Alltag entwickeln können. Auch im Zusammenspiel mit weiteren Maßnahmen, die Betroffene in ihrer Therapie erlernen, kann ein Dankbarkeitstagebuch das Leben lebenswerter machen.

Um sich ein Dankbarkeitstagebuch anzulegen, können Sie sich entweder ein leeres Notizbuch anschaffen, Vorlagen aus dem Internet ausdrucken oder ein bereits fertiges Tagebuch kaufen. Wenn Sie sich gerne selbst ein Dankbarkeitstagebuch erstellen möchten, sind Ihrer Kreativität grundsätzlich keine Grenzen gesetzt. Denn es gibt viele verschiedene Möglichkeiten, ein Journal zu gestalten, und unterschiedliche, dazu passende Routinen, die alle Wirksamkeit versprechen. Im Folgenden finden Sie einen Vorschlag für eine mögliche Anleitung, die Sie gerne nach Ihrem individuellen Empfinden anpassen können:

1. Kaufen Sie ein leeres Notizbuch, in dem Sie jeden Tag eine neue Seite verwenden.

2. Jeden Morgen schreiben Sie direkt nach dem Aufwachen mindestens drei Dinge auf, für die Sie dankbar sind. Das können ganz grundsätzliche Dinge – wie das eigene Bett oder der Kaffee am Morgen– sein oder Dinge, durch die der neue Tag wundervoll werden würde.

3. Wenn Sie möchten, können Sie passend dazu eine Affirmation formulieren, die Sie durch den bevorstehenden Tag begleiten wird, zum Beispiel: *„Ich habe es selbst in der Hand, den heutigen Tag zu einem wunderschönen Tag zu machen"* oder *„Ich bin stolz auf mich und alles, was ich bis jetzt schon geschafft habe".*

4. Bevor Sie am Abend wieder ins Bett gehen, nehmen Sie Ihr Dankbarkeitstagebuch erneut zur Hand und schreiben wieder mindestens drei Dinge auf, die Sie am heutigen Tag erlebt oder wahrgenommen haben und für die Sie dankbar sind.

Wichtig: Bei Ihren Notizen sollten Sie so genau wie möglich sein und auch die kleinsten Dinge in Ihrem Leben schätzen. Schreiben Sie dabei aber nur die Dinge auf, für die Sie selbst Dankbarkeit empfinden und nicht jemand anderes.

Die Fünf-Finger-Methode

Die Fünf-Finger-Methode erfreut sich als simple, aber effektive Achtsamkeitsübung immer wieder großer Beliebtheit. Sie verhilft nicht nur zu mentaler Stärke, sondern hilft Betroffenen auch bei ihrer Konzentrationsfähigkeit, ihrem Selbstwertgefühl sowie ihrem Selbstbild. Begeben Sie sich vor Übungsdurchführung in eine ruhige und friedliche Umgebung, die Ihnen das ungestörte Denken ermöglicht. Nun betrachten Sie Ihre Handinnenflächen und Ihre Finger, wobei jeder Finger eine andere Frage repräsentiert, die Sie sich im Folgenden selbst beantworten sollen. Nehmen Sie sich genug Zeit, um ganz bewusst über die vorangegangenen Fragen nachzudenken, und führen Sie diese Übung je nach Belieben durch.

- **Der Daumen – Frage**: Auf welche Ihrer Stärken sind Sie besonders stolz und welche Ihrer Talente finden Sie besonders gut?
- **Der Zeigefinger – Frage**: Findet sich in der Natur etwas, das Sie persönlich begeistert und inspiriert?
- **Der Mittelfinger – Frage**: Welchem Menschen würden und können Sie etwas Gutes tun und was wäre das?
- **Der Ringfinger – Frage**: Welcher Mensch ist Ihnen besonders wichtig und nimmt einen großen Platz in Ihrem Herzen ein? Welche Eigenschaften schätzen Sie an dieser Person besonders?
- **Der kleine Finger – Frage**: Wofür empfinden Sie besonders viel Dankbarkeit?

Der Bodyscan

Der Bodyscan zielt auf das achtsame Abtasten des eigenen Körpers ab, wobei die Aufmerksamkeit auf den eigenen Körperempfindungen liegt. Durch das unmittelbare Abtasten der unterschiedlichen Bereiche Ihres Körpers gelingt es Ihnen, eine direkte Verbindung zum gegenwärtigen Moment herzustellen, sodass Sie das Hier und Jetzt vollkommen fühlen können. Der Bodyscan lässt sich dem Bereich der Entspannungstechniken zuordnen, durch den Sie, bei regelmäßiger Durchführung, lernen, ganz bei sich selbst zu bleiben und all Ihre Empfindungen, Gedanken und Gefühle zu akzeptieren.

Durchführung

1. Legen Sie sich zu Beginn der Übungsausführung mit dem Rücken auf eine Matte, die fest genug ist, damit Sie nicht einsinken oder zu müde werden. Stellen Sie außerdem sicher, dass die Raumtemperatur angenehm warm ist, damit Sie nicht anfangen, zu frieren, und Ihre eigene Wahrnehmung dadurch nicht verfälschen.

2. Legen Sie Ihre Arme längs neben Ihrem Körper ab und strecken Sie Ihre Beine aus. Bei Bedarf können Sie sich gerne ein Kissen unter Ihren Kopf legen. Um Ihre Sinne zu schärfen, schließen Sie Ihre Augen.

3. Nun beginnen Sie, in Ihre einzelnen Körperteile hineinzuspüren. Fangen Sie dabei mit Ihrem linken Fuß an. Wie fühlt sich Ihr Fuß an? Liegt er bequem auf der Matte? Wie ist er positioniert? Können Sie außerdem auch Ihren Fußrücken wahrnehmen? Spüren Sie Ihre einzelnen Zehen? Wenn ja, wie fühlen sie sich an?

4. Nehmen Sie nach und nach alle einzelnen Eindrücke, die Sie von Ihrem linken Fuß bekommen, aufmerksam wahr.

5. Anschließend gehen Sie zu Ihrem rechten Fuß über und spüren wieder, wie sich dieser anfühlt. Im Anschluss arbeiten Sie sich über Ihre Waden, Ihre Schienbeine, Ihre Ober- und Unterschenkel, Ihren Bauch und Ihren Rücken nach oben zu Ihren Schultern, von welchen aus Sie Ihre Arme entlangwandern, bis Sie bei Ihren Händen und Fingern angelangt sind.

6. Spüren Sie in jeden einzelnen Bereich Ihres Körpers hinein. Achten Sie dabei auch darauf, ob sich Ihre Körperteile angespannt oder entspannt anfühlen, ob Ihre Bänder und Muskeln gedehnt sind und ob Ihre Körperteile den Boden berühren oder nicht. Empfinden Sie Schmerzen und können Sie spüren, wie Ihr Atem langsam Ihre Bauchdecke anhebt und wieder absenkt?

7. Zuletzt tasten Sie Ihr Gesicht mit Ihren Händen ab und nehmen dabei wahr, welcher Ihrer Gesichtsmuskeln angespannt ist, ob Ihr Kiefer locker ist und wie sich Ihre Augenlider anfühlen.

8. Nach einem abschließenden Atemzug öffnen Sie Ihre Augen bei der nächsten Ausatmung. Atmen Sie nun noch einige Male tief ein und wieder aus, strecken Sie Ihre Arme über Ihrem Kopf aus und stehen Sie langsam wieder auf.

Selbsthilfebogen

Der Selbsthilfebogen soll Borderline-Persönlichkeiten helfen, ihre eigenen Möglichkeiten der Selbsthilfe wahrzunehmen und auch zu nutzen. Denn niemand – ganz gleich, ob Betroffener oder nicht – ist psychischen Krisen hilflos ausgeliefert, sondern kann ihre Dauer, ihre Konsequenzen und ihr Ausbrechen beeinflussen, abmildern oder sogar gänzlich vermeiden.

Dabei dient der Ausfüllprozess des Selbsthilfebogens als Unterstützung, um das Erinnern sowie das Nachdenken zu fördern. Er ist keine Garantie dafür, nicht wieder in psychische Krisen zu geraten, sondern soll verschiedene Anregungen für Selbstbestimmung und Selbsthilfe liefern. Denn durch das Ausfüllen des Bogens lernen BPS-Betroffene einerseits, ihre psychischen Schwierigkeiten besser zu verstehen, und andererseits, die Zusammenhänge zwischen ihrem eigenen Verhalten und den Situationen, in denen sie sich befinden, zu erkennen.

Psychische Schwierigkeiten lassen sich ohne konkrete Änderungen der Verhaltensweisen oftmals nicht verändern, sodass man am besten keine Zeit verliert und unmittelbar damit beginnt. Darüber hinaus muss an dieser Stelle angemerkt werden, dass dieser Selbsthilfebogen keine Psychotherapie ersetzt, jedoch Themen enthält, die zu den Inhalten einer solchen Behandlung zählen.

Der Selbsthilfebogen kann von Betroffenen entweder alleine, mit einem vertrauten Menschen, dem Therapierenden oder in einer Selbsthilfegruppe bearbeitet werden.

Selbsthilfebogen

Wenn es mir durch die Bearbeitung dieses Selbsthilfebogens schlechter gehen sollte, nehme ich mir vor, mit ______________________________ (Namen) über meine Gefühle zu sprechen.

Frage 1: Was hilft mir in guten Zeiten, mein seelisches Gleichgewicht zu bewahren?

1. ______________________________
2. ______________________________
3. ______________________________
4. ______________________________
5. ______________________________

Frage 2: Was davon, das ich bei der ersten Frage als Antwort(en) niedergeschrieben habe, könnte ich vermehrt tun, damit es mir in schlechten Zeiten besser geht?

1. ______________________________
2. ______________________________
3. ______________________________

Frage 3: Welche Situationen und Tätigkeiten machen mir normalerweise Spaß?

1. ______________________________
2. ______________________________
3. ______________________________

Frage 4: Was ist für mich persönlich unabdingbar, um mein seelisches Gleichgewicht aufrechtzuerhalten?

1. ______________________________
2. ______________________________
3. ______________________________

Frage 5: Von welchen Aktivitäten darf ich nicht zu viel bzw. zu wenig tun / welche Situationen sollte ich vermeiden bzw. bevorzugen, um mein seelisches Gleichgewicht nicht aus der Balance zu bringen?

1. ______________________________
2. ______________________________
3. ______________________________

Frage 6: Auf welche Art und Weise macht sich psychische Anspannung bei mir bemerkbar?

1. ______________________________
2. ______________________________
3. ______________________________

Frage 7: Welche Gedanken, Gefühle, Ereignisse und/oder Situationen belasten mich und verstärken meine Symptome und/oder führen fast zwangsläufig zu einer emotionalen Krise?

4. ______________________________
5. ______________________________
6. ______________________________

Frage 8: Ist es mir möglich, diese Gedanken, Gefühle, Ereignisse und/oder Situationen zu vermeiden? Falls nicht, wie kann ich dem aufkommenden Stress entgegenwirken und was kann ich anschließend tun, um mein seelisches Gleichgewicht wiederzufinden?

7. ______________________________
8. ______________________________
9. ______________________________

Frage 9: Welche meiner BPS-Symptome möchte ich besser kontrollieren können und welche Strategien helfen beim Abklingen dieser Symptome bzw. welche möchte ich unbedingt einmal ausprobieren?

1. Symptom: ______________________________
Strategie: ______________________________
2. Symptom: ______________________________
Strategie: ______________________________
3. Symptom: ______________________________
Strategie: ______________________________

Frage 10: Welche Gefühle überwältigen mich und sind für mich unkontrollierbar? Wie kann ich diese Gefühle in den Griff bekommen und welche Strategien können mir dabei helfen?

1. Gefühl: ______________________________
Strategie: ______________________________
2. Gefühl: ______________________________
Strategie: ______________________________
3. Gefühl: ______________________________
Strategie: ______________________________

Frage 11: Was kann ich tun, sobald ich erste Anzeichen für den Drang nach selbstverletzendem Verhalten verspüre?

1. ______________________________
2. ______________________________
3. ______________________________

Frage 12: Wer ist in schlechten Zeiten mein Ansprechpartner? Wer soll mich wann bei Notfällen in eine Klinik bringen? Welche Behandlung wünsche ich mir dann?

1. Ansprechpartner:

____

2. Notfallsituation/-kontakt:

____

3. Behandlung:

____

Bonus: Für Angehörige & Freunde

FALLEN IM UMGANG MIT BETROFFENEN

Es gibt einige Methoden, wie Angehörige und Freunde mit dem Betroffenen umgehen können. Eine davon ist die Validierung seiner Wahrnehmung. Dafür können sich Betroffene etwa an den Validierungsstrategien von Therapierenden orientieren und so dem Betroffenen aufzeigen, dass man für ihn da ist. Die Validierung (‚für gültig erklären', ‚seine Gültigkeit haben') handelt davon, dem betroffenen Borderliner zu vermitteln, dass seine Sicht der Dinge subjektiv und aus diesem Grund für den Betroffenen selbst nachvollziehbar ist – wobei es aber nicht darum geht, mit dieser subjektiven Sichtweise immer selbst übereinzustimmen. Aus diesem Grund geht das Validieren über empathisches Mitschwingen hinaus und fordert immer auch eine Veränderung des Verhaltens des Betroffenen. In der Dialektisch-Behavioralen Therapie arbeiten Therapierende mit sieben Validierungsstrategien, um auf der einen Seite die subjektive Wahrnehmung des Betroffenen anzuerkennen, auf der anderen Seite jedoch auch zu betonen, dass es noch weitere Muster des Erlebens sowie Verhaltens gibt, die für den Betroffenen eventuell sogar vorteilhafter wären:

- **V1 – aufmerksames Zuhören:** Der Betroffene bekommt vom Therapierenden das Gefühl vermittelt, dass sein Verhalten von Interesse ist und der Therapierende ihm seine ungeteilte, wertfreie Aufmerksamkeit schenkt – z. B. könnte sich der Therapierende aufmerksam auf einen Stuhl setzen, jegliche potenzielle Ablenkungen eliminieren und seinem Patienten gebannt zu hören.

- **V2 – exakte Reflexion:** Der Therapierende reflektiert das vom Betroffenen gezeigte und bei ihm angekommene Verhalten – z. B. durch stilles Nachdenken.
- **V3 – Verbalisierung:** Der Therapierende vermittelt dem Betroffenen freundlich, dass sein Verhalten für ihn objektiv nachvollziehbar ist – z. B. *„Ich kann dein Verhalten nachvollziehen und verurteile es nicht."*
- **V4 – Validierung in Termini auf biologische Dysfunktionen oder gemachte Lernerfahrungen:** Der Betroffene bekommt vom Therapierenden den Zusammenhang zwischen seinen Verhaltensweisen und dem von ihm Erlebten verdeutlicht – z. B., dass seine Verhaltensweisen auf traumatische Erfahrungen in der Kindheit zurückzuführen sind.
- **V5 – Validierung in Termini auf aktuelle Stimuli:** Der Therapierende verdeutlicht dem Patienten, welche aktuellen Stimuli seinem Verhalten zugrunde liegen, und zeigt dabei weiterhin auf, warum sein Verhalten nachvollziehbar ist – z. B. hat der Patient momentan vielleicht stark mit seinem Selbstwertgefühl zu kämpfen und weiß sich nicht anders zu helfen.
- **V6 – radikale Echtheit:** Der Therapierende strahlt dem Betroffenen gegenüber Authentizität aus, behandelt diesen als kompetenten, gleichwertigen Erwachsenen und nimmt gleichzeitig seine Probleme ernst – z. B. behandelt der Therapierende seinen Patienten nicht von oben herab und wertet seine Probleme nicht ab.
- **V7 – Cheerleading:** Der Therapierende übermittelt dem Betroffenen das Gefühl, dass er gerne mit ihm zusammenarbeitet, an ihn glaubt und dass er alles in sich trägt, um seine Herausforderungen zu bewältigen – z. B., indem er ihm hilfreiche Ratschläge vermittelt und ihm immer wieder positive Worte entgegnet.

Aus den vorangegangenen Ausführungen wird ersichtlich, dass die Strategien zur Validierung das Fundament einer jeden Verhaltensänderung sind, die auch von Angehörigen der Betroffenen angewendet werden können. Im Umgang mit Betroffenen gibt es jedoch einige Fallen, in die Angehörige unwillentlich tappen können. Diese sogenannten *Validierungsfallen* entstehen immer dann, wenn ein Ungleichgewicht zwischen validierendem und konfrontierendem Verhalten besteht. Bei validierendem Verhalten geht es darum, der Borderline-Persönlichkeit ihre subjektive Sicht aufzuzeigen, wohingegen das konfrontierende Verhalten darauf abzielt, dem Betroffenen zu verdeutlichen, dass es noch weitere – vielleicht sogar bessere – Verhaltensweisen gibt.

Zu viel verstehen wollen

Die erste Validierungsfalle, in die Angehörige von BPS-Erkrankten oftmals tappen, ist die, dass sie zu viel verstehen wollen und durch ihre wohlwollenden Sorgen zu viel Verantwortung übernehmen, die eigentlich dem Betroffenen obliegt. Sie werden so stark involviert, dass sie irgendwann ihr eigenes Selbstbild verlieren. Zum Selbstschutz und um eine mögliche Co-Abhängigkeit zum Betroffenen zu verhindern, sollten Angehörige eindeutige Grenzen festlegen und diese auch einhalten. Um dem BPS-Erkrankten jedoch nicht das Gefühl zu vermitteln, er würde alleine gelassen werden, ist offene und ehrliche Kommunikation der beste Weg.

Zum Beispiel: *„Ich lasse dich spüren, dass ich dich als gleichwertigen Partner ansehe und dich unterstütze. Nichtsdestotrotz erscheint mir dein Verhalten momentan als extrem."*

Sich zu viel gefallen lassen

Die zweite Validierungsfalle, in die Angehörige von Borderlinern tappen, ist, sich selbst zu viel gefallen zu lassen. Dabei entwickelt sich häufig ein Ungleichgewicht zwischen der Präsenz im gegenwärtigen Moment und dem Beachten der eigenen Grenzen sowie dem Verfolgen der eigenen Ziele. In diesen Momenten ist es wichtig, dass sich Angehörige ihren Selbstwert eingestehen und Grenzen bzw. einen temporären Schlussstrich ziehen.

Zum Beispiel: *„Ich lasse dich mein Verständnis und mein Interesse an dir spüren, aber deine aktuellen Verhaltensweisen kann ich momentan einfach nicht nachvollziehen."*

Leider glauben Angehörige oftmals, dass sie sowohl physische als auch emotionale Misshandlungen hinnehmen müssen, wenn sie jemand anderen von Herzen lieben. Da der BPS-Erkrankte selbst keine Schuld für seine Krankheit trägt, dürfe man ihm sein Verhalten auch nicht vorwerfen. Deshalb fällt es Angehörigen häufig auch so schwer, Grenzen zu ziehen, denn sie glauben aufrichtig, dass alles wieder gut wird, wenn sie jegliche Warnzeichen ignorieren und immer wieder nachgeben, sowie Grenzen falsch sind, weil sie den Betroffenen verletzen.

Ungewolltes Bagatellisieren durch Trost – Trost spenden statt emotionale Anteilnahme

Die dritte Validierungsfalle, in die Angehörige von Borderline-Persönlichkeiten tappen können, ist die des ungewollten Bagatellisierens, bei dem sich zugewandte Kommunikation in abgegrenzte Kommunikation entwickelt. Häufig bekommen Betroffene dann Sätze wie *„Ach na ja, das ist doch überhaupt gar nicht so schlimm, wie du denkst"* zu hören. Dabei fühlt es sich für sie eben genau so schlimm an, weshalb Sätze wie diese eine **Invalidierung** der Erlebenswelt des Betroffenen darstellen. Betroffene profitieren vielmehr davon, wenn sie von ihren Angehörigen emotionale Anteilnahme erhalten.

Zum Beispiel: *„Ich bin mir des Zusammenhanges zwischen deinen momentanen Verhaltensweisen und deiner Krankheit bewusst. Ich kann verstehen, warum du so fühlst, aber glaube mir, dass alles wieder gut wird."*

Zuwendung als dysfunktionaler Verstärker

Die vierte Validierungsfalle, in die Angehörige von Borderlinern tappen, ist, dass sie die **dysfunktionalen** Verhaltensweisen des Betroffenen durch ihre Zuwendung verstärken. Dysfunktionales Verhalten beschreibt dabei die Art und Weise des Verhaltens eines Menschen, die nicht zu dem von ihm gewünschten Ziel führt. Ihre große Fürsorge und Hingabe, die Angehörige den Betroffenen oftmals entgegenbringen, führen häufig dazu, dass sie die schädlichen Verhaltensweisen der BPS-Erkrankten nur noch mehr verstärken.

Leider glauben Angehörige oft, dass sie für sämtliche Beziehungsprobleme verantwortlich seien und die Probleme der Borderline-Persönlichkeit lösen müssten, da sich sonst niemand anderes um sie kümmern würde. Um die dysfunktionalen Verhaltensweisen von Borderlinern nicht noch weiter zu unterstützen, müssen Angehörige hin und wieder mit konfrontierenden Verhaltensweisen reagieren.

Zum Beispiel (genau wie beim Unterpunkt „Sich zu viel gefallen lassen"): *„Ich lasse dich mein Verständnis und mein Interesse an dir spüren, aber deine aktuellen Verhaltensweisen kann ich momentan einfach nicht nachvollziehen."*

Was sich BPS-Erkrankte von ihren Angehörigen wünschen:

- Akzeptanz der Krankheit
- Geduld und Offenheit
- keine Stigmatisierung oder übertriebene Rücksichtnahme
- ernst genommen zu werden
- die Erkenntnis, dass dysfunktionale Verhaltensmuster nicht intentional boshaft sind
- Akzeptanz potenzieller Veränderungen
- Wege aus der Ohnmacht

SICH SELBST IN BEZIEHUNG ZU EINEM BORDERLINER VERSTEHEN

Borderline-Persönlichkeiten leben in einem sozialen Netz, das ohne Zweifel und in vielerlei Hinsicht von der Krankheit sowie den Verhaltensweisen der Erkrankten mitbetroffen ist. Dabei sind die Schwierigkeiten und Konflikte, die mit der Erkrankung einhergehen, für die sozialen Beziehungen von BPS-Betroffenen charakteristisch.

Bestimmte Erfahrungen sowie Reaktionen von Angehörigen kommen im Umgang mit BPS-Erkrankten immer wieder vor. So mutmaßen Angehörige häufig darüber, wie die Borderline-Persönlichkeitsstörung beim Betroffenen entstanden sein könnte, und fühlen sich in der Kommunikation über die Probleme unsicher. Oftmals nehmen sich Angehörige dabei selbst als ohnmächtig wahr und glauben, dass sie nichts tun oder sagen könnten, was hilfreich wäre. Voller Sorgen und Traurigkeit beobachten sie die Konsequenzen der Persönlichkeitsstörung im Leben des Betroffenen und trauern dabei oftmals dem Leben nach, das sie sich für den Erkrankten gewünscht hätten. Den Betroffenen die nötige Unterstützung entgegenzubringen, löst in den Angehörigen häufig das Gefühl von Überforderung aus, und in einigen Situationen führt ihre Unachtsamkeit dazu, dass sie verletzende oder invalidierende Worte sagen und nicht wissen, was sie stattdessen hätten sagen können. Einige Angehörige neigen zudem dazu, den Betroffenen einzig und allein auf seine Krankheit zu reduzieren, und unterstellen ihm dabei womöglich sogar, dass seine Empfindungen und Verhaltensweisen immer dieselben wären.

Bei Angehörigen von BPS-Erkrankten lassen sich vermehrt Reaktionsmuster feststellen, die sich aus Sorge, Schuldgefühlen und Angst zusammensetzen. Ihre Angst vor den gravierenden Konsequenzen, die die BPS-Betroffenen davontragen könnten, verstärkt sich dann zusätzlich, wenn Borderliner auf dysfunktionale Strategien zurückgreifen und ihre Anspannungszustände beispielsweise durch selbstverletzendes Verhalten mindern wollen. Die Vorstellung, dass dem Betroffenen etwas Schlimmes passieren könnte, ist für Angehörige furchtbar. Dadurch leben sie zumeist in permanenter Sorge und Angst.

Wird das Handeln der Angehörigen durch Angst und Sorge bestimmt, sind sie weniger gut in der Lage, dem Betroffenen zu helfen. Denn durch die Angst wird die eigene Aufmerksamkeit auf potenzielle Anzeichen für bedrohliche Situationen eingeengt, wodurch Angehörige in eine Überwachsamkeit verfallen könnten. Durch den daraus resultierenden Tunnelblick sind sie in der Folge unfähig, das große Gesamtbild wahrzunehmen, wodurch ihr Verhältnis zum Betroffenen in vielfacher Hinsicht beeinträchtigt werden könnte. So können sie etwa so stark auf die Sicherheit des Betroffenen fixiert sein, dass sie ihnen nicht mehr richtig zuhören und ihnen nicht die notwendige Unterstützung entgegenbringen. Weiterhin könnten die Betroffenen durch die Fürsorge ihrer Angehörigen erstickt werden, sich überlastet oder sogar zurückgewiesen und alleine fühlen.

Darüber hinaus führen die Schuldgefühle der Angehörigen oftmals dazu, dass sie sich für die psychischen Probleme der Betroffenen teilweise verantwortlich fühlen, sodass sie permanent versuchen, herauszufinden, wie sie selbst zu der Erkrankung beigetragen haben könnten. Viele Menschen wissen jedoch nicht, auf welche Art und Weise sie sinnvoll mit Gefühlen der Schuld umgehen können. So begegnen einige Menschen den Betroffenen gegenüber mit Wut, weil sie das Gefühl eines schlechten Gewissens vermittelt bekommen haben. Außerdem können Schuldgefühle dazu führen, dass Angehörige den Betroffenen ausweichen wollen, wodurch die BPS-Erkrankten überhaupt keine Möglichkeit bekommen, mit ihnen über ihre Schuldgefühle zu sprechen, oder nicht wissen, warum sich diese zurückziehen.

ALARMSIGNALE WAHRNEHMEN

Die Borderline-Persönlichkeitsstörung zeichnet sich durch eine Instabilität in unterschiedlichen Bereichen des Lebens aus: im Verhalten, im Selbstbild, im Gefühlsleben und in Beziehungen. Darüber hinaus leiden BPS-Betroffene an Impulskontrollstörungen, Wahrnehmungsstörungen des eigenen Selbst sowie der Realität, Störungen im Empfinden und Erleben sowie einer Affektregulationsstörung, die von Angehörigen deutlich wahrgenommen werden kann.

Die **unmittelbaren Folgen**, die aus der Affektregulationsstörung entstehen, können dabei etwa das fehlende Gefühl einer eigenen Identität, paranoide Wahrnehmungen, das chronische Gefühl innerer Leere, Selbstverachtung, Wutausbrüche, Schwierigkeiten der Ärger- und Wutkontrolle, die Angst vor dem Verlassenwerden, ein affektives Identitätsgefühl oder enorme Stimmungsschwankungen sein.

Durch ihre paranoide und verzerrte Wahrnehmung fassen BPS-Betroffene neutrale Handlungen und Prozesse oftmals als negativ auf und ordnen diesen simplen Ereignissen Bedeutungen zu, die für die Angehörigen nicht immer objektiv nachvollziehbar sind. Ihre verzerrte Wahrnehmung tritt dabei häufig mit dem fehlenden Gefühl einer eigenen Identität auf, das in ihnen entweder als Hilflosigkeit oder aber auch als Einzigartigkeit zum Ausdruck kommen kann. Bedingt durch ihre verzerrte Wahrnehmung verändert sich ihr Verhalten gegenüber ihren Angehörigen. So neigen sie etwa dazu, ihre eigenen Leistungen in übertriebener Art und Weise darzustellen oder sich auf der anderen Seite als hilfsbedürftig auszugeben. Ihre verzerrte Wahrnehmung ist oftmals einer der Hauptgründe dafür, warum BPS-Erkrankte mit Beziehungsproblemen zu kämpfen haben.

Ihre Instabilität sowie Unsicherheit innerhalb zwischenmenschlicher Beziehungen wird außerdem häufig durch enorme und schnelle Stimmungsschwankungen und unangenehme Anspannungszustände begleitet. Durch ihre emotionale und sensible Persönlichkeit haben sie ein großes Bedürfnis nach Nähe und Geborgenheit. Gleichzeitig haben sie jedoch auch Schwierigkeiten mit der Nähe-Distanz-Regulation, die sich in einer stark ausgeprägten Angst vor dem Verlassenwerden ausprägt. Dadurch fällt es Betroffenen unheimlich schwer, für lange oder kurze Zeitperioden allein zu sein. Das Gefühl chronischer innerer Leere entwickelt sich, das im Betroffenen den Drang danach auslöst, das Verlassenwerden unbedingt verhindern zu wollen. Im Zuge dessen beginnen Betroffene, ihre Angehörigen, insbesondere ihren Partner, zu idealisieren und anschließend wieder abzuwerten. Zudem sind sie ständig auf der Suche nach Rückversicherung, wobei sie ihre Angehörigen häufig (unbewusst) emotional erpressen. Dabei neigen sie dazu, vermehrt die Drohung des Kontaktabbruchs auszusprechen, wobei sie auf ihre Angehörigen Druck ausüben wollen. Aus ihren intensiven, unbeständigen Beziehungen gehen oftmals emotionale Krisen hervor, wodurch Betroffene die Beziehung häufig im Affekt beenden.

Um mit den unmittelbaren Folgen ihrer Affektregulationsstörung umgehen zu können, greifen Borderline-Persönlichkeiten vermehrt zu **dysfunktionalen Copingstrategien**, die sich durch die folgenden Handlungen äußern können:

- selbstverletzende Handlungen und Verhaltensweisen
- Suizidalität, Suizidversuche
- impulsive Muster im Verhalten
- klassisches Denken in Schwarz und Weiß
- gestörte Regulation der Beziehung
- dissoziative Zustände

Der Einsatz von dysfunktionalen Copingstrategien hat dabei zum Ziel, die Anspannung der Betroffenen zu regulieren. Im Zuge dessen kommt es häufig zu selbstverletzenden Verhaltensweisen und/oder suizidalen Handlungen, um psychischen Druck abzulassen. Denn die Selbstverletzungen fungieren für den Betroffenen dabei als eine Art Ventil, um seine Spannungen abzubauen und zeitweise körperliche sowie psychische Erleichterung herbeizuführen.

Diese Form der dysfunktionalen Selbstregulationsstrategie mag Betroffenen zwar kurzfristig positive Gefühle verleihen, ist jedoch auf lange Sicht keine Lösung, denn die Verletzungen müssen immer stärker werden, damit sie weiterhin als Ventil für ihren inneren Druck und ihre Anspannung funktionieren können.

Neben Formen der Selbstverletzung greifen Betroffene außerdem oftmals auf weitere dysfunktionale Copingstrategien zurück, um die für ihre Krankheit charakteristischen Zustände zu verändern. Hierfür verfallen sie etwa dem Drogenkonsum oder anderen risikoreichen und gefährlichen Verhaltensweisen.

Übersicht Alarmsignale

- Instabilität in verschiedenen Lebensbereichen
- Impulskontrollstörungen, Wahrnehmungsstörungen des eigenen Selbst sowie der Realität, Störungen im Empfinden und Erleben sowie eine Affektregulationsstörung
- unmittelbare Folgen der Affektregulationsstörung: das fehlende Gefühl einer eigenen Identität, paranoide Wahrnehmungen, das chronische Gefühl innerer Leere, Selbstverachtung, Wutausbrüche, Schwierigkeiten der Ärger- und Wutkontrolle, die Angst vor dem Verlassenwerden, ein affektives Identitätsgefühl oder enorme Stimmungsschwankungen
- negatives Auffassen neutraler Handlungen
- Aufgrund des Gefühls einer fehlenden Identität fühlen sich Betroffene entweder hilflos oder einzigartig
- auffällige Verhaltensänderungen gegenüber Angehörigen sowie starke und schnelle Stimmungsschwankungen
- starke Zustände innerer Anspannung
- Schwierigkeiten mit der Nähe-Distanz-Regulation -> ausgeprägte Angst vor dem Verlassenwerden, das unbedingt verhindert werden soll -> Wechsel zwischen Idealisierung & Entwertung der Angehörigen
- ständige Suche nach Rückversicherung, die zu emotionaler Erpressung führen kann
- Drohung des Kontaktabbruchs
- emotionale Krisen
- Auftreten der BPS in Kombination mit multiplen Komorbiditäten, wie Angststörungen, Depressionen, Essstörungen, Posttraumatische Belastungsstörungen oder etwa substanzbezogene Störungen
- dysfunktionale Copingstrategien, z. B.: selbstverletzendes Verhalten, Suizidalität, impulsive Muster im Verhalten, Schwarz-Weiß-Denken, gestörte Regulation der Beziehungen, Drogen- und Alkoholmissbrauch, Essanfälle, Glücksspiele, dissoziative oder paranoide Symptome, unverhältnismäßige Geldausgaben, gefährliches Sexualverhalten

NOTFÄLLE ERKENNEN UND ADÄQUAT REAGIEREN

Im Zentrum der Borderline-Persönlichkeitsstörung steht eine tiefgehende Affektregulationsstörung, die mit verstärkter emotionaler Verletzbarkeit sowie starken Spannungszuständen einhergeht, die Betroffene als sehr aversiv wahrnehmen und welchen sie keinen eindeutigen richtungsbezogenen Emotionen zuweisen können. In der Folge neigen Betroffene häufig zu autoaggressiven Verhaltensweisen, die klare Regeln für die Kommunikation sowie feste Krisenpläne erfordern.

Die Diagnose der Borderline-Persönlichkeitsstörung kann vor allem bei Angehörigen häufig Schock und Erleichterung zugleich auslösen, denn endlich haben sie einen Namen für das Verhalten des Betroffenen und können lernen, mit diesem umzugehen.

In spannungsgeladenen Situationen kann vor allem ein sogenannter **Borderline-Notfallkoffer** hilfreich sein, um die intensiven Gefühle und den Druck der BPS-Erkrankten abzubauen. Den Inhalt des Koffers können Betroffene mit ihren Angehörigen selbst nach Belieben zusammenstellen, wobei es einige grundlegende Empfehlungen dafür gibt.

Insbesondere in Begleitung zu einer BPS-Therapie kann ein Borderline-Notfallkoffer eine sinnvolle Ergänzung sein. In ihm sollten Gegenstände enthalten sein, die bei einer quälenden emotionalen Verfassung Ablenkung schaffen und Druck sowie Spannungen abbauen können. Das wesentliche Ziel eines Borderline-Notfallkoffers ist dabei, potenzielle selbstverletzende Handlungen zu vermeiden, Soforthilfe zu schaffen und den Betroffenen wieder ins Hier und Jetzt zurückzuholen.

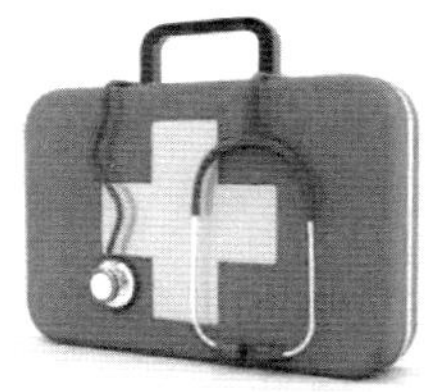

Der typische Borderline-Notfallkoffer besteht dabei aus Gegenständen und/oder Lebensmitteln, die auf den Betroffenen starke Reize ausüben. Denn sobald Betroffene diese in spannungsgeladenen Momenten zu sich nehmen, lenken sie ab, sodass Betroffene automatisch Druck abbauen und aus der Gefahrensituation der Selbstverletzungen ausbrechen können. Hierfür haben sich erfahrungsgemäß saure Bonbons, Chilischoten, Ammoniak, scharfer Senf oder etwa Pfefferminzöl als hilfreich erwiesen.
Daneben bieten sich kleine Säcke aus Sand, knetbare Gummibälle, eine harte Bürste und Kieselsteine an, um Spannungen erfolgreich abbauen zu können.

Darüber hinaus sollte der Borderline-Notfallkoffer emotionale Unterstützung enthalten, wofür sich unter anderem persönliche Fotos, selbstgeschriebene Briefe mit aufbauenden Worten von Familienangehörigen oder Freunden, Kuscheltiere oder die Lieblingsmusik des Betroffenen eignen.

Damit Betroffene ihren Notfallkoffer jederzeit mit sich führen können, sollte dieser nicht zu groß sein. Außerdem sollten Angehörige oder Betroffene selbst den Koffer regelmäßig auf dessen Inhalt überprüfen und die Gegenstände bzw. Lebensmittel austauschen. Denn BPS-Erkrankte können sich durchaus an die im Notfallkoffer enthaltenen Reize gewöhnen, wodurch diese ihre Wirkung verlieren können. Sobald das der Fall ist, sollte der Inhalt ausgetauscht werden.

Notfallkoffer-Packliste:

- saure Bonbons
- Chilischoten
- Ammoniak
- scharfer Senf
- Pfefferminzöl
- kleine Sandsäcke
- knetbare Gummibälle
- eine harte Bürste
- Kieselsteine
- persönliche Fotos
- handgeschriebene Briefe
- Kuscheltiere
- Lieblingsmusik

GESUNDE ABGRENZUNG

Die Gefühlswelt eines BPS-Erkrankten ist ein Chaos, das selbst für ihn nur wenig verständlich und nachvollziehbar ist. Dadurch ist eine Beziehung zu einem Borderliner, ganz gleich, welcher Art, nicht immer einfach und führt oftmals zu großen Herausforderungen. Dabei sind besonders Partner- und Freundschaften intensiv von der Krankheit betroffen.

Borderline-Persönlichkeiten stellen oftmals große Anforderungen an ihr Umfeld, die bereits nach kurzer Zeit zu Konflikten führen. BPS-Erkrankten fällt es dabei vor allem schwer, die Grenzen ihrer Angehörigen anzuerkennen und zu respektieren, teilen besonders ihre engste Bezugsperson nicht gerne mit anderen und sind nicht gerne über einen längeren Zeitraum von ihr getrennt. Ihre intensiven Gefühle schlagen schnell in Eifersucht und Misstrauen um, die oftmals durch Vorwürfe zum Ausdruck kommen.

Der Umgang mit den starken Gefühls- und Stimmungsschwankungen, den unkontrollierten Ausbrüchen enormer Wut oder den Vorwürfen und Beleidigungen, die Angehörige von den Betroffenen zu spüren bekommen, ist nicht immer einfach. Dennoch ist es unglaublich wichtig, jene Verhaltensweisen sowie Handlungen des Betroffenen weder zu tolerieren noch dem Wunsch nach Eskalation nachzukommen, sondern eigene Grenzen zu setzen und diese auch konsequent einzuhalten.

Sind es Angehörige nicht gewohnt, Grenzen zu setzen, sollten sie nicht beginnen, einen ganzen Katalog an Regeln aufzustellen, sondern Schritt für Schritt bestimmte Grenzen festlegen, wie zum Beispiel, keine Anrufe des Betroffenen während ihrer Arbeitszeit entgegenzunehmen. Gleichzeitig ist es jedoch wichtig, den BPS-Erkrankten immer wieder ruhig und freundlich darauf hinzuweisen, dass diese Grenzen und Regeln nichts an dem Verhältnis zu ihm verändern werden und nicht mit Zurückweisung missverstanden werden sollten, sondern lediglich einer gesunden Abgrenzung dienen.

Sobald Angehörige und Betroffene sich dann auf Grenzen geeinigt und diese auch offen und deutlich kommuniziert haben, müssen diese natürlich auch konsequent eingehalten und durchgesetzt werden – selbst dann, wenn es der jeweilige Umstand schwer macht. Ansonsten laufen Angehörige Gefahr, sich auch in Zukunft über ihre eigenen Wünsche und Bedürfnisse hinwegzusetzen.

Das Verhältnis zu einem Borderline-Erkrankten erfordert Arbeit, derer sich alle bewusst sein sollten. Um sich nicht selbst zu verlieren, gesund und glücklich zu bleiben und um nicht in eine potenzielle Co-Abhängigkeit zu geraten, sollten sich Angehörige Freiräume schaffen und Auszeiten nehmen, in denen sie auf sich selbst achten und wieder neue Energie tanken können. Nur dann werden sie auch die notwendige Kraft und das notwendige Verständnis haben, um den Betroffenen weiterhin zu unterstützen. Darüber hinaus kann es auch für die Angehörigen eines BPS-Betroffenen sinnvoll sein, sich professionelle Unterstützung zu suchen.

EXKURS: CO-ABHÄNGIGKEIT

> Unter dem Begriff der **Co-Abhängigkeit** werden (oftmals) unbewusste und impulsive suchtfördernde Verhaltensweisen gegenüber suchtkranken Menschen verstanden.

Ursprünglich bezog sich der Begriff der Co-Abhängigkeit auf Angehörige von alkoholabhängigen Menschen, er wird heutzutage jedoch auch bei Partnern von Borderline-Persönlichkeiten gebraucht, da beide Parallelen in ihrer Persönlichkeitsstruktur aufweisen.

So leiden Partner von BPS-Erkrankten, genauso wie Partner substanzabhängiger Menschen, häufig an einem geringen Selbstwertgefühl. Dadurch, dass Borderline-Partner ihren eigenen Wert ausschließlich über externe Reaktionen erfahren können (aufgrund ihres instabilen Selbstbildes sowie ihres mangelnden Selbstwertgefühls), werden sie automatisch als süchtig bzw. als abhängig von ihrer Umwelt definiert. Außerdem lässt sich eine weitere Parallele zwischen einer Borderline-Beziehung und einer Alkohol-Beziehung ziehen, denn beide Partnerschaften zeichnen sich durch die zahlreichen scheiternden Versuche aus, den Betroffenen retten zu wollen. Eine Co-Abhängigkeit innerhalb zwischenmenschlicher Beziehungen beginnt immer dann, wenn der BPS-Betroffene von seinem Partner in einer Art und Weise umsorgt und unterstützt wird, durch die er seine eigenen Bedürfnisse, Wünsche und sein eigenes Leben hinten anstellt. Der Leidensdruck von Partnern ist in den meisten Fällen besonders groß. Besteht bei Partnern von Borderline-Erkrankten Co-Abhängigkeit, wenden diese zudem häufig Verhaltensweisen an, die die erfolgreiche Behandlung der BPS verhindern.

CO-ABHÄNGIGKEIT

Genau wie bei der Mehrheit der psychischen Erkrankungen sind auch die Ursachen einer Co-Abhängigkeit nur schwer auszumachen. Nichtsdestotrotz spricht alles für das multifaktorielle Modell – einer Mischung aus kognitiven Ursachen, soziologischen Auslösern sowie genetischen Dispositionen. In den meisten Fällen entstammen Co-Abhängige einer dysfunktionalen Familie, wobei sie alle ein mangelndes Selbstvertrauen sowie Selbstwertgefühl teilen.

Um sich nicht um eigene Probleme kümmern zu müssen, konzentrieren sich Co-Abhängige vielmehr auf das Leben und die Schwierigkeiten eines anderen. Nicht selten entwickeln sie dabei ein krankhaftes Helfersyndrom, wodurch sie sich nur noch über ihre Helferrolle identifizieren und den Borderline-Erkrankten in jeglicher Hinsicht unterstützen wollen. Diese Unterstützung kann die co-abhängigen Partner sogar bis in den finanziellen Ruin treiben.

Besonders anfällig für eine Co-Abhängigkeit sind daher Menschen, die Konflikte vermeiden und stattdessen auf der Suche nach Harmonie sind. Außerdem meiden Menschen, die eine Anfälligkeit für Co-Abhängigkeit aufweisen, das Treffen eigener Entscheidungen, sind abhängig-passiv, haben helfende Charaktereigenschaften und sind liebesbedürftig. Auf andere Menschen wirken sie passiv und unterwürfig, denn sie definieren sich primär über die Erwartungen, Wünsche, Bedürfnisse und Vorstellungen anderer – vorrangig durch die der Menschen, zu denen ihre Co-Abhängigkeit besteht, wie zum Beispiel in der Beziehung zu BPS-Persönlichkeiten.

BPS-Erkrankte sehen ihren Partner anfänglich als Lösung ihrer Probleme und würden mit der anderen Person am liebsten verschmelzen – aufgrund der Instabilität in ihrem Selbstbild – und in vollkommener Symbiose leben. Die fehlenden Grenzen des co-abhängigen Partners führen dazu, dass er jegliche Art von Nähe als Verschmelzung mit seinem Partner versteht, wobei die Grenzen beider Individuen mit zunehmender Co-Abhängigkeit immer mehr verschwimmen. Dadurch übernimmt er die Gedanken und die Gefühle seines Borderline-Partners und rutscht immer tiefer in die Beziehungssucht hinein.

Symbiotische Verstrickungen

Mit dem Terminus der **Symbiose** wird das Zusammenleben unterschiedlicher Lebewesen mit gegenseitigem Nutzen bezeichnet. Die Psychologie nutzt den Begriff der Symbiose, um die gegenseitige Abhängigkeit von Menschen untereinander zu umschreiben. So leben wir Menschen in zahlreichen Formen der Symbiose zusammen – etwa mit der Mutter, dem Vater, der Oma, dem Opa oder anderen Menschen, mit denen wir nicht verwandt sind.

Der deutsche Psychotraumatologe Franz Ruppert differenziert dabei zwischen **konstruktiven** und **destruktiven Symbiosen**. Konstruktive Symbiosen bezeichnen ein Zusammenleben, aus dem alle Beteiligten ihren Nutzen ziehen können und bei welchem ein Gleichgewicht im Geben und Nehmen besteht. Im Gegensatz dazu beschreiben destruktive Symbiosen ein Zusammenleben, das auf dem Fundament von Unterdrückung und Dominanz aufbaut. In diesen destruktiven Symbiosen sind alle Gefühle zerstörerisch und besitzergreifend und jegliche Formen der Aggression sind permanent präsent.

Als **symbiotische Verstrickungen** definiert Franz Ruppert weiterhin alle Formen der Beziehung, in denen die Partner nicht das voneinander bekommen, was sie sich wünschen und was sie benötigen. Darüber hinaus gelingt es ihnen trotz ihrer zahlreichen Konflikte nicht, sich voneinander zu lösen. Ruppert nennt folgende Kennzeichen als Hauptmerkmale von symbiotischen Verstrickungen:

- ängstliches Anklammern an den Partner und diesen mit aller Kraft festhalten
- Zurückweisung des Partners, sobald seine Ansprüche zu groß und seine Nähe zu viel wird
- erneute Annäherung, sobald die eigene Einsamkeit, Furcht und innere Isolation zu dominant werden
- heftige Streitigkeiten mit dem Partner, der angeklagt sowie beschuldigt und dem anschließend trotzdem wieder verziehen wird
- Hass, Wut und Gewalt innerhalb der Beziehung, Unverständnis gegenüber dem Partner
- Gefühl eigener Wertlosigkeit
- kein Ende der Beziehung, die bis zum Ende bestehen bleibt

Überall dort, wo es Bedürfnisse für Symbiosen gibt, existieren auch symbiotische Verstrickungen. Dies gilt primär für Eltern-Kind-Beziehungen, Täter-Opfer-Beziehungen und Paarbeziehungen.

Unter normalen Umständen entwickelt jeder Mensch im Laufe seines Lebens einen Raum, um die eigenen Gefühle, Empfindungen und Erlebnisse zum Ausdruck zu bringen. Normalerweise entwickelt sich diese innere Beziehung zu sich selbst in den ersten Jahren des Lebens und wird primär durch die eigene Mutter gefördert. Allerdings kann diese Förderung nur dann gelingen, wenn die Mutter ihren inneren Raum selbst gefunden hat und nicht traumatisiert ist.

Franz Ruppert ist davon überzeugt, dass Kinder in ein **Symbiose- bzw. Bindungstrauma** geraten, sobald sie versuchen, sich an traumatisierte Eltern zu binden. Um zu überleben, identifizieren sich die Kinder unbewusst mit den Überlebensmechanismen ihrer Eltern, die jedoch kein verlässlicher Spiegel ihrer eigenen psychischen Regungen sein können. Aus diesem Grund gelingt es symbiotisch verstrickten Kindern nicht, den Unterschied zwischen ihren eigenen Emotionen und Mustern des Denkens und jenen ihrer Eltern zu erkennen. Deshalb sind sie nicht in der Lage, zwischen ihren eigenen und den von anderen übernommenen Gefühlen zu unterscheiden, wodurch sie fortan in einer fremden Identität leben.

Betroffene nehmen ihre symbiotischen Verstrickungen zunächst als soziale Verbundenheit wahr, blockieren dabei aber eigentlich nur die Entfaltung ihrer eigenen Autonomie. Dadurch sind sie ihr Leben lang nicht nur symbiotisch mit ihren Eltern, sondern auch in anderen intimen Bindungen verstrickt. Dabei führen hauptsächlich die symbiotischen Bedürfnisse, die von der eigenen Mutter nie befriedigt wurden, dazu, dass sich Betroffene im weiteren Verlauf ihres Lebens an andere Menschen klammern, auf Probleme bei der Regulation ihrer Gefühle stoßen, nur scheinbar unabhängig sind und Beziehungen grundsätzlich misstrauisch gegenübertreten.

Menschen, die unter symbiotischer Unterversorgung in ihrer Kindheit gelitten haben, nutzen zur Unterdrückung ihrer Einsamkeit häufig ihre Sexualität. Denn der Sexualakt fördert oftmals die Illusion, dass die symbiotischen Wünsche, die in der Kindheit unerfüllt blieben, nun befriedigt werden. Aus diesem Grund ist der Beginn der Beziehung mit einem BPS-Erkrankten immer auch von intensiver Leidenschaft geprägt.

Es bleibt allerdings nicht bei der anfänglichen symbiotischen Phase, sodass die Idealisierung des Partners schnell in das komplette Gegenteil umschlägt. Borderline-Persönlichkeiten übertragen so ihre frühkindliche Abhängigkeit von der eigenen Mutter und ihr traumatisiertes Bedürfnis nach emotionalem Halt etwa häufig auf ihren Partner.

Dadurch entsteht oftmals der Versuch einer symbiotischen Verschmelzung und die enorme Furcht des BPS-Erkrankten, von seinem Partner verlassen zu werden. Durch das durch Gewalt traumatisierte Bindungssystem der Betroffenen dringen zudem immer wieder negative Gefühle wie Wut und Angst an die Oberfläche, die in Beziehungen zum Ausdruck kommen.

Nicht selten greifen Borderline-Persönlichkeiten als Reaktion auf ihr Symbiosetrauma auf verschiedene Überlebensstrategien zurück, mit denen sie die Symptome ihrer Persönlichkeitsstörung zum Ausdruck bringen. Hierzu zählen etwa die Flucht in Illusionen und Süchte, das Anklammern an eine andere Person sowie die gleichzeitige Vermeidung emotionaler Nähe.

Die Problematik symbiotischer Verstrickungen besteht laut Ruppert darin, dass fremde Hilfe notwendig ist, um diese zu erkennen. Betroffene kennen keine anderen Empfindungen als die, die sie sich in ihrer Kindheit angeeignet haben, weshalb sie ihre Verstrickungen auch nicht selbst erkennen können.

Ausprägungen

Grundsätzlich kann die Co-Abhängigkeit unterschiedlich stark ausgeprägt sein und die mit ihr verbundenen Verhaltensweisen können zahlreiche Belastungen hervorrufen sowie zu einer Vielzahl möglicher Konsequenzen führen. So unterscheidet *Jens Flassbeck*, der nicht nur psychologischer Psychotherapeut, sondern auch Experte für Co-Abhängigkeit ist, drei unterschiedliche Ausprägungen:

1. Betroffene zeigen Erlebens- und Verhaltensmuster, die für eine Co-Abhängigkeit typisch sind und mit dem Risiko einhergehen, eine tatsächliche Co-Abhängigkeit zu entwickeln (z. B. die Missachtung eigener Grenzen).

2. Betroffene sind auf bedenkliche Art und Weise in die Sucht eines Angehörigen verwickelt (z. B. Unterstützung von risikoreichen Verhaltensweisen, Substanzenmissbrauch, Geldspiele etc.).

3. Betroffene zeigen ein stark ausgeprägtes co-abhängiges Verhalten, wonach eine Co-Abhängigkeit tatsächlich bestehen könnte (z. B. die Verschmelzung mit der Identität des Borderliners).

Bei co-abhängigen Menschen dreht sich das eigene Leben hauptsächlich um die Krankheit der betroffenen Person. Dadurch, dass co-abhängige Menschen das Leben des Partners zum Mittelpunkt ihres eigenen ernennen, neigen sie dazu, ihre eigenen Grenzen zu leugnen und permanent zu überschreiten. Sie isolieren sich zunehmend von anderen Menschen, wodurch sie sich nicht nur von ihrer Familie abwenden, sondern auch ihre sozialen Kontakte wegbrechen. Sie stellen ihre eigenen Bedürfnisse immer wieder hinten an und fügen sich selbst den größten Schaden zu, worunter ihre allgemeine Lebensqualität sowie ihre psychische Gesundheit leidet.

Stattdessen übernehmen co-abhängige Partner die Bedürfnisse, Ziele und Wünsche ihrer Partner und leisten jegliche Arbeit innerhalb der Beziehung, wodurch die meisten das Gefühl permanenter Überforderung überkommt. Sie fühlen sich lustlos, traurig, hilflos und erschöpft. Einige von ihnen erkranken sogar an Burnout oder leiden unter psychosomatischen Schmerzen sowie psychischen Erkrankungen.

Aufgrund der vielfältigen potenziellen Konsequenzen und Auswirkungen einer Co-Abhängigkeit ist das Risiko, als Angehöriger und insbesondere als Partner irgendwann selbst psychisch zu erkranken, erhöht. Dieses erhöhte Risiko besteht insbesondere dann, wenn der betroffene Partner nicht dazu bereit ist, professionelle Hilfe in Anspruch zu nehmen und eine Therapie zu beginnen. Denn dann neigen Partner meistens dazu, sich intensiver um den Betroffenen zu kümmern, was oftmals den Anfang der Vernachlässigung der eigenen Bedürfnisse markiert.

Der Leidensdruck der Betroffenen

Borderline-Persönlichkeiten neigen, wenn auch unbewusst, dazu, andere Menschen zu manipulieren, zu beeinflussen und emotional zu erpressen, wodurch co-abhängige Partner deren destruktive Verhaltensweisen nicht (mehr) erkennen können. Die psychischen Verletzungen, die die Betroffenen bei ihren Partnern hervorgerufen haben, werden von Erkrankten oft heruntergespielt. Dadurch blenden die co-abhängigen Partner die von ihnen gemachten negativen Erfahrungen aus und verdrängen diese.

Gegenüber dem Borderline-Betroffenen nehmen ihre co-abhängigen Partner eine Retter-, Beschützer- oder Ermöglicherrolle sowie gegenüber ihrem Umfeld eine Schlichter- oder Vermittlerrolle ein. Dadurch isolieren sie sich oftmals selbst, denn nicht immer stößt ihr Versuch des Ausagierens in ihrem Umfeld auf Verständnis.

Viele Partner litten bereits vor ihrer Beziehung zu einem BPS-Erkrankten an co-abhängigen Persönlichkeitszügen. Aufgrund ihrer permanenten Grenzüberschreitung verschieben co-abhängige Partner ihre individuellen Grenzen deshalb häufig bereits, bevor sie eine Beziehung zu einem Borderliner eingehen. Durch die Missachtung ihrer eigenen Werte und Maßstäbe verlieren sie den Überblick im emotionalen Chaos, das sich um sie herum befindet. Häufig tritt der Co-Abhängige dann selbst in den Hintergrund und ist oftmals so stark in den Leidensweg des Betroffenen involviert, dass er Strategien entwickelt, um mit der

Krankheit umzugehen. Meistens führen diese Lösungsansätze jedoch dazu, dass er sich selbst Schaden zufügt.

Die Strategien zum Umgang mit Borderline können vielfältige Formen annehmen. So kann der Co-Abhängige etwa versuchen, den Betroffenen vor den Auswirkungen seiner Krankheit zu beschützen, oder er unternimmt etwa den Versuch, den Erkrankten zu kontrollieren. In beiden Fällen wird der co-abhängige Angehörige zum Mitgefangenen des Leids der Borderline-Persönlichkeit.

Die Co-Abhängigkeit des Partners kann natürlich auch auf die psychische und körperliche Gesundheit sowie die Leistungsfähigkeit enormen Schaden ausüben. Sein co-abhängiges Verhalten führt dazu, dass er von unterschiedlichen Gefühlen der Frustration, Hoffnungslosigkeit, Schuld, Trauer und Scham geplagt wird. Bemerkt er außerdem, dass sich der Betroffene trotz seiner Bemühungen nicht verändert, breiten sich tiefer Hass und große Wut in ihm aus. Sein Selbstwertgefühl ist gänzlich von seinem Borderline-Partner abhängig, mit dem er zunehmend immer stärker verschmilzt und somit immer süchtiger nach der Beziehung wird.

Co-Abhängigkeit & Beziehungssucht

Zumeist wird die Borderline-Persönlichkeit als der abhängige Part und der Partner als stabiler und fürsorglicher Teil der Beziehung wahrgenommen. In der Realität sind jedoch häufig beide Partner voneinander abhängig, weshalb es sowohl für den Betroffenen als auch für den gesunden Partner schwer sein kann, einen Schlussstrich unter die Beziehung zu ziehen.

Der Weg vom helfenden Partner zum Co-Abhängigen ist bei der Borderline-Persönlichkeitsstörung oftmals vorgezeichnet, wobei der Übergang dahin schleichend und unbemerkt verläuft. So kann bereits der Augenblick, in dem sich der Betroffene zum ersten Mal an seinen BPS-erkrankten Partner wendet und sich ihm gegenüber öffnet, der Anfang eines solchen Verhaltens sein. Viele Partner verfallen dabei einer Art Sucht und sind ständig auf der Suche nach etwas Aufmerksamkeit und Idealisierung, die ihnen ihre BPS-erkrankten Partner entgegenbringen.

Im Auftreten des Partners lassen sich bestimmte Merkmale erkennen, die für die Co-Abhängigkeit kennzeichnend sind. So wird das co-abhängige Verhalten von Borderline-Partnern häufig mit einem vorherrschenden Helfersyndrom erklärt.

Dabei fungiert das Bedürfnis, anderen Menschen helfen zu wollen, als Methode, um gegen ihre eigene Unsicherheit und Angst anzukämpfen. Um eine inexistente Sicherheit zu erzeugen und die Kontrolle behalten zu können, neigen sie dazu, immer mehr zu helfen. So wird ihr Helfersyndrom zum Suchtmittel des co-abhängigen Partners und gleichzeitig zum zentralen Kennzeichen der Co-Abhängigkeit. Das Helfersyndrom der Partner lässt sich wiederum auf ihr geringes Selbstwertgefühl zurückführen. Dieses kommt etwa darin zum Ausdruck, dass sie es sich zur Selbstaufgabe machen, den Betroffenen zu helfen und sich um sie zu kümmern. Hierbei fehlt ihnen jedoch jegliche Kontrolle, diese *per se* wohlgemeinten Verhaltensweisen aufzugeben.

Darüber hinaus werden die co-abhängigen Verhaltensweisen der Partner mit einer unzureichenden Entwicklung eigener Grenzen in Verbindung gebracht. Der Partner neigt zunehmend dazu, tätliche und verbale Übergriffe des BPS-Erkrankten zu tolerieren und Erklärungsansätze für jegliches Fehlverhalten des Betroffenen ausfindig zu machen. Dabei misslingt es ihm immer wieder, konsequent Grenzen zu ziehen und diese auch einzuhalten, denn co-abhängige Borderline-Partner leben in dem Glauben, dass sie sich alles gefallen lassen müssen, wenn sie ihren Partner wirklich von Herzen lieben. Immer wieder verzeihen sie ihnen ihr Fehlverhalten, das sie in ihrem näheren Umfeld verschleiern, um den eigenen Partner zu schützen. Gegenüber ihrer Außenwelt isolieren sie sich zunehmend selbst, wodurch weder der Partner noch der Betroffene Hilfe in Anspruch nehmen kann. In der Folge kann es dazu kommen, dass der co-abhängige Partner unter der Last seiner Verantwortung zusammenbricht und selbst unter psychosomatischen oder stressbedingten Symptomen leidet sowie an Depressionen erkrankt.

Co-abhängige Partner sind jedoch nicht nur gedanklich, sondern auch emotional so stark auf ihren betroffenen Partner fixiert, dass sie in der Regel dazu tendieren, die Beziehung lange Zeit aufrechtzuerhalten. Immer wieder klammern sie sich an den Gedanken, dass sie ihre Beziehung mit genügend Anstrengung noch retten können. Hinzu kommt das Wissen darüber, dass hinter den Verhaltensweisen des Partners eine Krankheit steckt und sie diese deshalb nicht vollkommen beeinflussen können.

Diese destruktiven Verhaltensweisen des Partners machen ihn zum Krisenmanager des Betroffenen, der jegliche Verantwortung für dessen Handeln sowie für die daraus resultierenden Konsequenzen übernimmt. Damit unterstützt der co-abhängige Partner die Defizite des Betroffenen zunehmend und dies kann sogar zur Verhinderung bzw. zur Behinderung einer Therapie beitragen.

Aus co-abhängigen Beziehungen austreten

Der Weg heraus aus der Co-Abhängigkeit ist nicht immer leicht, denn selbst, wenn co-abhängige Partner genau wissen, dass ihnen die Beziehung nicht guttut, können sie sich trotz dessen nicht von ihr lösen. Vor allem loyale und unterstützende Menschen werden schnell von Schuldgefühlen geplagt, weil sie glauben, den Betroffenen im Stich gelassen zu haben. Dabei ist die Befreiung aus einer Co-Abhängigkeit nicht automatisch damit gleichzusetzen, dass man den Betroffenen fallen lässt und aufgibt, sondern einfach, dass man sein eigenes Leben ein Stück weit zurückerlangt.

Da der Weg in die Co-Abhängigkeit jedoch oftmals unbemerkt erfolgt, müssen Partner notwendigerweise immer erst auf ihr eigenes Verhalten Acht geben, wobei folgende Fragen helfen können:

- Haben Sie Schwierigkeiten, klare Grenzen in Bezug auf Ihren Partner zu ziehen und diese auch beizubehalten?
- Drohen Sie Ihrem Partner manchmal mit möglichen Konsequenzen, die Sie jedoch nur selten Wirklichkeit werden lassen?
- Geben Sie Ihrem Partner gegenüber auffällig schnell nach?
- Fühlen Sie sich manchmal hilflos und würden gerne aufgeben?
- Fühlen Sie sich für die Situation Ihres Partners verantwortlich und geben sich selbst die Schuld dafür?
- Versuchen Sie permanent, andere Menschen glücklich zu machen, auch wenn Sie selbst Schaden davontragen?
- Vernachlässigen Sie Ihre eigenen Wünsche und Bedürfnisse, indem Sie sich selbst hinten anstellen?
- Isolieren Sie sich zunehmend und geben Ihr soziales Leben auf?
- Leiden Sie, aufgrund der Belastung, bereits unter sichtbaren körperlichen Symptomen?
- Übernehmen Sie häufig Aufgaben, für die eigentlich Ihr Partner die Verantwortung übernehmen sollte?
- Glauben Sie, dass Ihr Partner ohne Ihre Hilfe ohnmächtig wäre?
- Werden Sie von anderen Menschen oftmals für Ihr übermäßiges Ausmaß an Hilfsbereitschaft gelobt?
- Ist Ihre Gefühlslage stark von der Stimmung Ihres Partners abhängig?

Sollten Sie feststellen, dass Sie doch unwissentlich in eine Co-Abhängigkeit geraten sind, ist das trotzdem kein Grund, um in Panik zu verfallen. Der Weg aus der Co-Abhängigkeit ist zwar nicht einfach, dennoch gibt es einiges, das Sie tun können, um sich von Ihrem abhängigen Verhalten zu lösen. Dabei ist der Weg aus dem co-abhängigen Verhalten nicht nur für Ihre psychische Gesundheit enorm wichtig, sondern auch zur langfristigen Stabilisierung Ihrer Beziehung. Um Ihr Verhalten wieder in die richtige Richtung zu lenken, müssen Sie Ihren co-abhängigen Verhaltensweisen **aktiv entgegenwirken**.

Suchen Sie sich in erster Linie Hilfe von Außenstehenden.
Reden Sie offen über die Situation, in der Sie sich befinden. Oftmals hilft ein erstes offenes Geständnis, um ein wenig Klarheit in Ihr derzeitiges Leben zu bringen. Außerdem gibt es **Selbsthilfegruppen**, in denen sich mit der Thematik der Co-Abhängigkeit beschäftigt wird.

Sie müssen in jedem Fall ehrlich mit sich selbst sein.
Stellen Sie sich offen Ihren Problemen. Denn sobald Ihre Co-Abhängigkeit auf einem abwehrenden Verhalten beruht, mit dem Sie Ihre eigenen Probleme in Wahrheit nur verbergen möchten, müssen Sie zuerst eine Lösung für Ihre eigenen Probleme finden. Denn nur so können Sie sich auf lange Sicht aus Ihrer Co-Abhängigkeit befreien.

Lernen Sie, loszulassen.
Hören Sie auf Ihre **eigenen Gefühle** und darauf, was Sie in bestimmten Momenten empfinden. Unternehmen Sie **keinen weiteren Versuch**, Ihren **Partner retten zu wollen**, denn Ihr Partner ist nicht allein nur auf Sie angewiesen. Ärzte und Therapierende sind in der Lage, ihm helfen zu können.

Stellen Sie Ihre eigenen Bedürfnisse wieder an erste Stelle.
Fangen Sie an, **sich selbst** wieder **glücklich zu machen**. Lernen Sie, sich aus Ihrer Selbstaufgabe zu befreien, und hören Sie auf, Ihren eigenen Wert aus Ihrer Aufopferung für andere zu ziehen. Erkennen Sie stattdessen Ihren **eigenen Wert** an und hören Sie auf, ihn bei anderen zu suchen und sich durch andere definieren zu wollen. Kein Mensch dieser Welt kann glücklich werden, indem er die alleinige Bestätigung anderer sucht. Auch wenn Sie die letzte Zeit von Ihrem Partner abhängig waren, sind Sie eine eigenständige Person, die Dinge für sich selbst tun sollte.

Schaffen Sie Raum für positive Gefühle und Gedanken.
Wenn Sie bemerken, dass es Ihnen zunehmend schwerfällt, sich vollständig aus Ihrer Co-Abhängigkeit zu lösen, ist es vielleicht besser, den **Kontakt** gänzlich zu **unterbinden** – das gilt auch für alle anderen Beziehungen, in denen Sie zu einem Partner co-abhängig waren.

Zuletzt sollten Sie sich vor allem sich selbst und anderen verzeihen.
Um mit Ihrem vergangenen Lebensabschnitt abschließen zu können, müssen Sie sich und anderen verzeihen können. Das heißt jedoch nicht, dass Sie Rechtfertigungen für die Verhaltensweisen des anderen suchen, sondern dem Partner vergeben, um selbst wieder positiv in die Zukunft blicken zu können. Es ist an der Zeit, eine neue Richtung in Ihrem Leben einzuschlagen und sich auf Ihre eigene Gesundheit und Ihr eigenes Glück zu konzentrieren.

Zerrissen zwischen Extremen

Das Leben für Menschen mit der Borderline-Persönlichkeitsstörung ist wie eine unkontrollierbare Fahrt auf einer Achterbahn. Das Phänomen Borderline gehört der Kategorie der Persönlichkeitsstörungen (PS) an, die wiederum zu der Klasse der psychischen Störungen zählen. Sie rufen bei den Betroffenen eine Beeinträchtigung der Funktionen oder einen enormen Leidensdruck hervor. Menschen, die an einer Persönlichkeitsstörung erkrankt sind, besitzen bestimmte Charakteristika des Verhaltens sowie der Persönlichkeitsstruktur, die in besonderer Art und Weise ausgebildet, inflexibel oder nur spärlich assimiliert sind. Der Übersicht halber werden sie in drei übergeordnete Kategorien unterteilt, wobei sich die Borderline-Persönlichkeitsstörung in die zweite Gruppe, die Gruppe B, einordnen lässt. Die Borderline-Persönlichkeitsstörung (BPS) ist durch Störungen der Impulskontrolle, der Affektregulation, durch extreme Gefühls- und Stimmungsschwankungen, instabile und überempfindliche Muster innerhalb von Beziehungen sowie ein unbeständiges und unsicheres Selbstbild und eine verzerrte Wahrnehmung der Realität gekennzeichnet. Die Ursachen der Borderline-Persönlichkeitsstörung lassen sich selbst nach jahrzehntelanger Forschung immer noch nicht exakt ausmachen, zumal sie mit großer Wahrscheinlichkeit von Betroffenem zu Betroffenem variieren. Trotz dessen stimmen die Forschenden in verschiedenen Faktoren überein, aus deren Zusammenwirken die Borderline-Störung mutmaßlich hervorgehen könnte. Hierzu zählen etwa genetische Faktoren, das Temperament sowie das Gehirn, belastende Erfahrungen in der Kindheit oder eine invalidierende Umgebung.

Die Borderline-Störung tritt nur sehr selten ohne Komorbiditäten auf. Stattdessen wird vielfach beobachtet, dass sie von Depressionen, Essstörungen, Angststörungen, Zwangsstörungen, sozialer Phobie sowie dem Missbrauch von Substanzen, ADHS oder PTBS begleitet wird. Zur Emotions- und Spannungsregulation greifen Betroffene außerdem, als dysfunktionale Copingstrategie, auf selbstverletzende Verhaltensweisen zurück, zeigen parasuizidale Gesten, drohen mit Suizid oder unternehmen tatsächliche Suizidversuche. Für viele Betroffene ist das selbstverletzende Verhalten ein Ventil, mit dem sie innere Spannungszustände abbauen und psychischen Druck ablassen können und das ihnen ein Gefühl der körperlichen sowie psychischen Erleichterung schenkt. Für andere können die selbstzerstörerischen Verhaltensweisen aber auch eine Art Selbstbestrafung sein, mit der sie ihre Wut zum Ausdruck bringen können. Leider verfallen einige Betroffene mit der Zeit einer Art Sucht, durch die sie diesen Zustand der Erleichterung immer wieder aufs Neue spüren wollen.

Doch der Leidensdruck, der mit der Krankheit einhergeht, ist nicht nur für Betroffene enorm, sondern wirkt sich auch auf die psychische und körperliche Gesundheit der Angehörigen aus. Aus diesem Grund gleichen auch die zwischenmenschlichen Beziehungen von Borderlinern einer Achterbahnfahrt der Gefühle. Denn Borderline-Persönlichkeiten leben in Extremen. In einem Moment sind sie von ihren Emotionen überwältigt, fühlen im nächsten aber nichts weiter als innere Leere. Sie vermeiden das Alleinsein und beenden die Beziehung zu ihrem Partner, damit sie selbst nicht verlassen werden können. Aufgrund ihrer Instabilität sind sie oftmals nicht in der Lage, ihre eigenen Bedürfnisse nach Liebe, Sicherheit und Nähe zu erkennen, Verantwortung für sich selbst zu übernehmen oder sich selbst eigene Grenzen zu setzen. Immer wieder müssen sie emotionale Krisen bewältigen, die sich auch durch das Beziehungsleben der Betroffenen ziehen.

Die Angehörigen der BPS-Erkrankten müssen meist eine Menge erdulden. Häufig lassen sich bei Angehörigen vermehrt Reaktionsmuster feststellen, die sich aus Sorge, Schuldgefühlen und Angst zusammensetzen. Obwohl sie den Betroffenen eigentlich nur unterstützen wollen, kann das Helfersyndrom einiger in eine Co-Abhängigkeit führen, die in einer gedanklichen und emotionalen Fixierung auf den Betroffenen mündet. Die Diagnose Borderline mag für Betroffene und ihre Angehörigen im ersten Moment zwar ein Schock sein, bedeutet jedoch nicht gleichzeitig absolute Hoffnungslosigkeit. Denn heutzutage weisen viele Langzeitstudien darauf hin, dass die Krankheit BPS auf der Symptomebene relativ günstig verläuft. Außerdem haben sich in den vergangenen Jahren mehrere psychologische Behandlungsmethoden als wirksam und erfolgreich erwiesen. Dabei umfasst die Behandlung einer Borderline-Persönlichkeitsstörung in der Regel eine Psychotherapie. Sollte Bedarf bestehen, finden zudem bestimmte Medikamente Anwendung, um spezifische Symptome zu behandeln. Als konkrete Therapieansätze haben sich dabei vor allem die Dialektisch-Behaviorale Therapie (DBT) sowie die Mentalisierungsbasierte Psychotherapie (MBT) als effizient erwiesen.

Auch wenn der Kampf gegen die Borderline-Persönlichkeitsstörung kein einfacher ist, können BPS-Erkrankte ihr Leben verändern, sobald sie sich professionelle Hilfe suchen, sich auf die Unterstützung ihrer Angehörigen verlassen können und bereit sind, ihrer Krankheit offen zu begegnen. Die Diagnose Borderline bedeutet also nicht sofort das Ende, denn es bleibt der zuversichtliche Optimismus, dass alles gut wird. Um mit den Worten von Friedrich Nietzsche abzuschließen:

„Die Hoffnung ist der Regenbogen
über dem herabstürzenden Bach des Lebens."

Nützliche Adressen

- **Borderline-Community:** www.borderline-community.de
- **Borderline-Netzwerk e. V.:** www.borderline-netzwerk.info
- **Borderline-Plattform:** www.borderline-plattform.de
- **Borderline-Syndrom:** www.borderline-borderliner.de
- **Bundesarbeitskreis der Angehörigen psychisch Kranker (BApk):** www.bapk.de
- **Der GRENZPOSTen e. V.:** www.grenzposten.de
- **Ratgeber Borderline-Syndrom:** www.borderlinesyndrom.net
- **Selbsthilfegruppe für Borderliner und Angehörige:** www.bordis-online.de
- **Selbsthilfeseite für Selbstverletzungen:** www.rotetraenen.de